BIRGIT ZART

KINDERWUNSCH

Die besten Rezepte, um natürlich schwanger zu werden

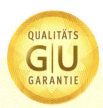

DIE GU-QUALITÄTSGARANTIE

Wir möchten Ihnen mit den Informationen und Anregungen in diesem Buch das Leben erleichtern und Sie inspirieren, Neues auszuprobieren. Bei jedem unserer Produkte achten wir auf Aktualität und stellen höchste Ansprüche an Inhalt, Optik und Ausstattung.
Alle Informationen werden von unseren Autoren und unserer Fachredaktion sorgfältig ausgewählt und mehrfach geprüft. Deshalb bieten wir Ihnen eine 100 %ige Qualitätsgarantie.

Darauf können Sie sich verlassen:
Wir bieten Ihnen alle wichtigen Informationen sowie praktischen Rat – damit können Sie dafür sorgen, dass Ihre Kinder glücklich und gesund aufwachsen. Wir garantieren, dass:
- alle Übungen und Anleitungen in der Praxis geprüft und
- unsere Autoren echte Experten mit langjähriger Erfahrung sind.

Wir möchten für Sie immer besser werden:
Sollten wir mit diesem Buch Ihre Erwartungen nicht erfüllen, lassen Sie es uns bitte wissen! Nehmen Sie einfach Kontakt zu unserem Leserservice auf. Sie erhalten von uns kostenlos einen Ratgeber zum gleichen oder ähnlichen Thema. Die Kontaktdaten unseres Leserservice finden Sie am Ende dieses Buches.

GRÄFE UND UNZER VERLAG. *Der erste Ratgeberverlag – seit 1722.*

Ein Wort zuvor	5

DEN EIGENEN WEG FINDEN – DAS GLÜCK BEWAHREN

Dem Kind entgegengehen   8

Zeit für Ihr Wunschkind   8
Schritt für Schritt   11
Der Punkt der Glückseligkeit   13
Das sagt die Wissenschaft   20
Tipps bei Monatsfrust   24

Sich für das Baby stärken   28
Seinen Sinnen vertrauen   28
Sonne, Luft und Liebe   29
Essen mit Instinkt   31
Ein Speiseplan ohne Plan   32
Die Leber stärker   35
Salz – die Würze des Lebens   38
Die Vitaminfrage   40
Die richtige Trinkmenge   46
Und dann noch ein Tipp   47

Den Mann unterstützen   48
Der entscheidende Faktor   48
Was Spermien schwächt   49
Was Spermien stark macht   51
Wundermittel: Ingwer-Kur   54
Maca für den Mann   59

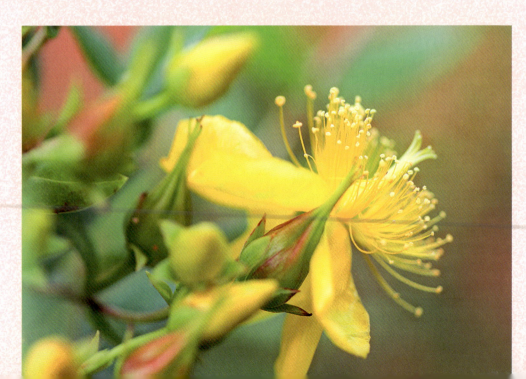

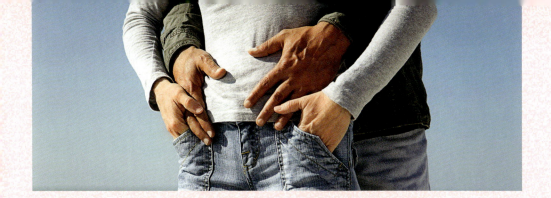

DIE FRUCHTBARKEIT NATÜRLICH FÖRDERN

Alles, was guttut 62
Den Zyklus harmonisieren 63
Yoga und Bewegung 65
Wohltuende Einreibungen 66
Frauenmittel Sepia 73
Seelischen Traumata begegnen 77

Hilfen bei Schmerzen 78
Welches Schmerzmittel? 78
Regelschmerzen lindern 79
Akuthelfer: Sauerstoff … 80
Schüßlersalz »Heiße 7« 82
Moxa-Behandlung 83
Wärmendes Bäuchlein-Öl 85

Hindernissen sanft begegnen 86
Fehlende Lust 86
Trockenheit der Vagina 88
Vaginalpilz 88

Harnwegsinfekte 90
Eisenmangel 91
PCO-Syndrom 94
Eizellreifestörungen 97
Endometriose 98
Eileiterstörungen 101
Passen Sie gut auf sich auf 103

Sich vom Arzt begleiten lassen 104
Hilfe beim Kinderwunsch 104
So wichtig: Ihr Frauenarzt 106
Was Ihr Frauenarzt für Sie tut 110
Herr Doktor Anti-Müller 113
Medizinische Empfängnis 114
Naturheilkundlich stärken 116

SERVICE

Bücher und Adressen,
die weiterhelfen 122
Sachregister 124
Impressum 127

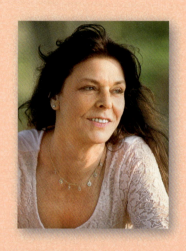

Birgit Zart ist Heilpraktikerin,
Buchautorin und »Babyflüsterin«

»Am Anfang stehen das Glück,
die gute Hoffnung –
und sonst nichts!«

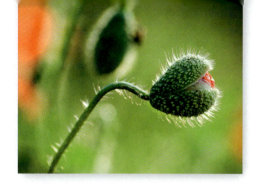

EIN WORT ZUVOR

Schön, dass wir uns begegnen!
Wenn Sie in diesem Moment dieses Buch aufgeschlagen haben, dann ist es sehr wahrscheinlich, dass entweder Sie selbst auf Ihr Baby warten oder eine liebe Freundin oder ein anderer Mensch, den Sie sehr mögen.
Der Zufall will es, dass ich mich in diesen Dingen sehr gut auskenne, denn ich habe in den vergangenen 15 Jahren nichts anderes getan, als in meiner Praxis Tag für Tag Wunscheltern und Wunschkinder zusammenzuführen. Da lernt man Vieles, was man nirgendwo anders auch nur annähernd erfahren könnte.

DAS GLÜCK SELBST IN DIE HAND NEHMEN

Mein Nähkästchen ist voll, darf man wohl sagen, und es ist angefüllt mit Erfahrungen und Wissen aus der naturheilkundlichen Kinderwunsch-Therapie. Sie bilden die Grundlage, auf der ich schon seit geraumer Zeit viele andere Therapeuten ausbilde. Noch dieses eine Mal möchte ich mich in Form eines Buches direkt an die werdenden Mütter wenden, damit sie möglichst nicht in einer weiterführenden Kinderwunsch-Therapie landen. Bevor es so weit kommt, gibt es so viele Möglichkeiten, zu Hause und in aller Ruhe eine natürliche Empfängnis zu begünstigen! Wenn Sie und ich also zusammenpassen, dann könnte unsere Begegnung eine fruchtbare sein! Entscheiden Sie selbst, ich freue mich auf Sie.
Herzlich, Ihre

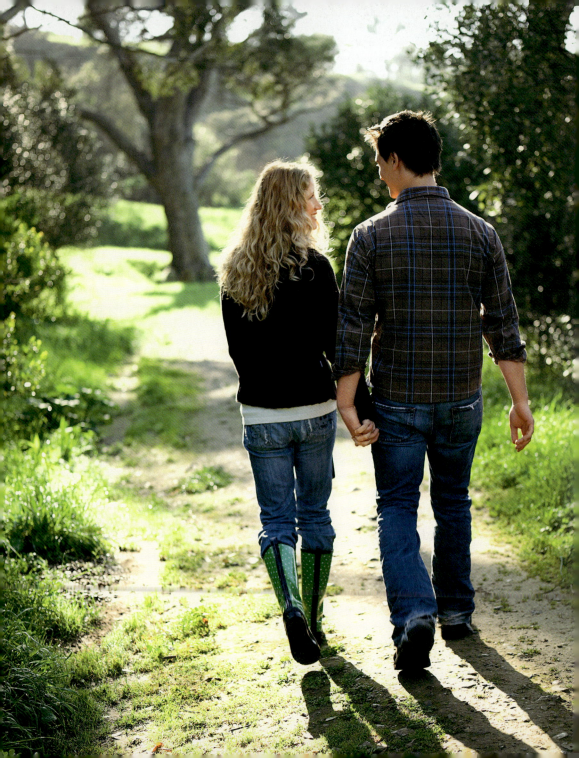

DEN EIGENEN WEG FINDEN – DAS GLÜCK BEWAHREN

DER WUNSCH NACH EINEM KIND KOMMT AUS DEM TIEFSTEN HERZEN. DOCH IST DER WEG DORTHIN EIN PROZESS, DER SICH SELBST BESTIMMT. DIESEM KÖNNEN SIE MIT DEN HIER FOLGENDEN REZEPTEN EINEN SICHEREN BODEN BEREITEN. IMMER JEDOCH GEHÖRT EIN KLEINES WUNDER DAZU.

Dem Kind entgegengehen	8
Sich für das Baby stärken	28
Den Mann unterstützen	48

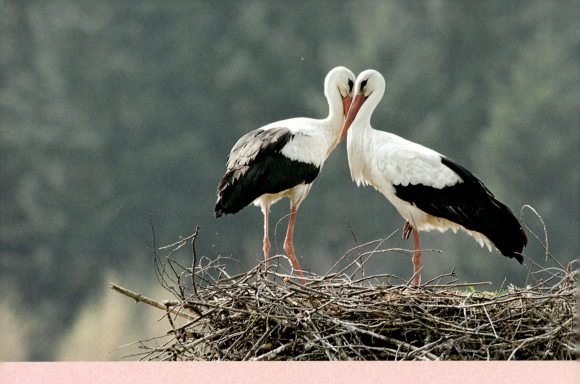

DEM KIND ENTGEGENGEHEN

Meine liebe Leserin, dieses Buch sollte es eine lange Zeit gar nicht geben. Aus einem sehr wichtigen Grund: Es schien mir nicht richtig. 30 Jahre Erfahrung mit meinen Patientinnen ließen mich nämlich dies lernen: Eine Frau, die eines Tages beschließt, schwanger zu werden, ist geneigt, sich kopfüber in dieses Projekt zu stürzen, ganz so, als gelte es, das Wohnzimmer zu renovieren. Da wird sofort ordentlich angepackt und sich der Vision des neu gestalteten Raums in Höchstgeschwindigkeit angenähert.

Zeit für Ihr Wunschkind

Emotional gesehen ist daran alles richtig. Rein praktisch übersieht sie dabei jedoch gerne, dass der Weg zum Wunschkind ein Prozess ist, der ganz genau so lange braucht, wie er eben braucht. Er bestimmt sich selbst.

Nicht sie ihn. Das verlangt von ihr Respekt vor diesem Prozess.

Herzenswunsch auf Knopfdruck?

Denn der Wunsch nach einem Kind ist nun einmal ein Herzenswunsch. Eine Frau wünscht sich ein Kind mit jeder einzelnen Faser ihres Seins. Also sehr, sehr intensiv und stark. Da ist es nur allzu verständlich, dass sie geneigt ist, hier auch richtig Gas zu geben. Denn zieht die Vision ihres Babys erst einmal in ihr Inneres ein, dann hält sie nichts mehr auf. Das bedeutet: Das Baby soll möglichst sofort kommen, zumindest aber so schnell wie möglich. Und das wiederum bedeutet: Die Frau lässt sich verleiten, jeden nur möglichen Trick ins Spiel zu bringen, der sie vermeintlich schneller zu ihrem Kind führen könnte.

Die Frage, die sich hier stellt: Funktioniert das denn? Lässt sich dieses »Warten aufs Baby« wirklich abkürzen? Kann man so eine Schwangerschaft möglicher machen? Die Antwort lautet: Jein!

Ein klares Jein!

Mein Ja steht dafür, sicherzustellen, dass Sie und Ihr Mann gesund sind. Hierbei hilft Ihnen Ihr Gynäkologe. (Übrigens: NICHT gleich das Kinderwunsch-Zentrum!) Mein Nein steht für die oft verzweifelte Hoffnung, durch die eine oder andere Wunderkur ein Baby herbeizaubern zu wollen. Und das Ausrufezeichen hinter meinem

WICHTIG

DIE KUNST DER GELASSENHEIT
Es gibt Kinder, die überraschen uns. Andere wieder lassen einen sehr lange Zeit auf sich warten. Die meisten Wunschkinder aber verlangen uns eine Wartezeit ab, die man vom Zeitrahmen her gut mit einer Mittelstrecke vergleichen kann. Die Kunst, eine solche mit Erfolg und ausreichend Atem zu absolvieren besteht darin, möglichst lange Zeit gelassen zu bleiben. Das allerdings ist wirklich eine Kunst und kann daher gar nicht immer gelingen. Haben Sie deshalb Geduld mit sich.

Jein! steht für eine kleine Warnung an Sie, liebe Leserin: Viel zu oft erlebe ich, dass sich meine Patientinnen auf dem Weg zu ihrem Kind regelrecht verirrt haben in der Vielfalt der so vielversprechend erscheinenden Anwendungen und Tricks. Wenn eine solche Wunscherfüllungsstrategie aber nicht gelingt, dann geht es diesen Frauen nicht mehr gut. So hat womöglich eine jede kleine Maßnahme noch mehr Ungeduld mit ins Spiel gebracht und die Geduld meiner Patientinnen noch mehr erschöpft. Dies darf nicht Sinn der Sache sein. Und dies ist auch der Grund dafür, dass ich bisher so zögerlich

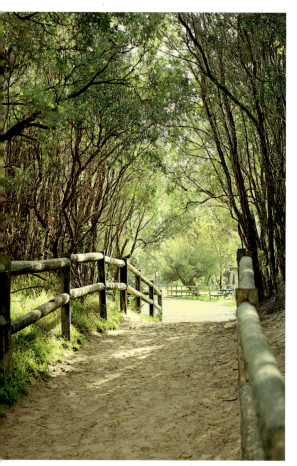

Den Weg zu Ihrem Kind können Sie ebnen. Seien Sie gut zu sich.

zu Ihrem Kind. Bleiben Sie sich einfach im Klaren darüber, dass hinter einer jeden Empfängnis immer auch ein Wunder steht. Denn auch wenn Sie alle medizinischen Voruntersuchungen mit einer Eins plus bestehen, wenn alle Hormonwerte optimal sind, Sie alle notwendigen Vitamine ausreichend und ausbalanciert in sich haben, wenn die Spermien Ihres Mannes kleine Wikinger sind und Sie an Ihren empfängnisfähigsten Tagen wiederholt den wohl besten Sex aller Zeiten hatten – all das zusammen genommen ist keine Garantie dafür, ein Kind auch wirklich zu empfangen.

Es mag also sein, dass Sie eine geraume Zeit in diesem »Optimum« verbringen müssen, bis Sie endlich schwanger sind. Und es kann sich auch sogar andersherum verhalten, nämlich so, dass Sie eines Tages jeden Versuch einer Einflussnahme wieder gänzlich lassen und Sie Ihr Kind dann einfach überrascht, ganz unverhofft und zu einem theoretisch eigentlich unmöglichen Zeitpunkt. Denn sogar eine künstliche Befruchtung gibt keine Garantie für eine Empfängnis. Daraus kann man nur eines folgern:

war, einen Ratgeber wie den hier vorliegenden zu schreiben.

Nun aber tue ich es doch. Und zwar gerne und aus vollem Herzen. Er wird Ihnen, liebe Leserin, hoffentlich hilfreich sein während der einen oder anderen Etappe auf dem Weg

»Für eine jede Empfängnis braucht es immer auch ein kleines Wunder.«

Wenn es Ihnen gelingt, allen Respekt vor diesem süßen kleinen Wunder zu bewahren, dann will ich auch gerne aus meinem Nähkästchen plaudern. Dann schenke ich Ihnen gerne all mein Wissen um die wirklich bewährten Rezepturen aus meiner Kinderwunsch-Praxis. Und dann kann es auch gelingen, dieses dem Kind entgegengehen mit Unterstützung der Heilkraft der Natur.

> »Am Anfang stehen das Glück, die gute Hoffnung – und sonst nichts!«

Oft begegne ich in meiner Praxis Frauen ganz zu Beginn ihres Kinderwunsches. Sie haben gerade erst für sich entschieden, dass nun der richtige Zeitpunkt für ein Baby wäre. Das ist eine Etappe im Leben einer Frau, in der sie von innen heraus förmlich strahlt. Und ihr Glück funkelt so sehr aus ihren Augen und ihrem Herzen, dass es sie so schön macht wie selten etwas anderes in ihrem Leben. Dann denke ich immer: Himmel, mach bitte, dass sie lange Zeit so glücklich und zuversichtlich bleibt!
Und das ist und bleibt auch der wichtigste Rat, den ich Ihnen, liebe Leserin, geben möchte an dieser schönen Stelle im eben entstandenen Babywunsch. Belassen Sie es dabei! Bleiben Sie genau in diesem einzigartigen Glücksgefühl. Und zwar so lange, wie es nur geht. Sie wissen, dass dieser so wunderschöne Zustand ein vergänglicher ist, denn er ist so sehr verletzlich.

Schritt für Schritt

Das Glück in der Kinderwunschzeit können Sie voll und ganz genießen, solange sich keine Zweifel einstellen und Sie tief darauf vertrauen, wirklich eines Tages Mutter zu werden. In dieser ersten Zeit gibt es absolut nichts für Sie zu tun. An dieser Stelle beginnen wir auch innerhalb des Aufbaus dieses Buches. Es ist deshalb auch nicht geteilt in einen theoretischen und praktischen Teil, sondern orientiert sich an den Fragen und Problemen, die sich oft nach und nach im Lauf einer Kinderwunschzeit einstellen können: wenn, aus welchen Gründen auch immer, langsam Zweifel aufkommen, Sie vielleicht die Geduld verlieren oder die eine oder andere medizinische Diagnose Sie verunsichert. Mit den ersten Kinderwunschrezepten in diesem Ratgeber können sich Frauen, die noch am Anfang stehen, vor allem viel Gutes tun. Im weiteren Verlauf und insbesondere ab Teil 2 ab Seite 60 geht es um Themen, die Frauen beschäftigen, die ihren Kinderwunsch schon länger hegen, bei denen bestimmte Beschwerden vorliegen oder die sich eine Begleitung bei medizinischen Interventionen wünschen.

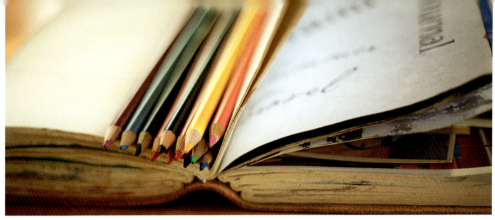

Ein Tagebuch oder Album, in dem Sie Ihre ersten Erinnerungen an Ihre Kinderwunschzeit festhalten, ist ein echter Schatz und liebevolle Kraftquelle zugleich.

Schritt 1: Erinnerungen schaffen

Keine noch so schöne Situation seines Lebens kann man wirklich festhalten. Dennoch versucht dies jeder von uns auf die eine oder andere Weise. Wir machen dann Erinnerungsfotos, schreiben in solchen Zeiten vielleicht etwas auf oder heben gerne ein kleines Erinnerungsstück auf. Das tun wir beispielsweise anlässlich unserer Hochzeit, wenn unsere Kinder geboren werden, wenn sie laufen lernen oder in die Schule kommen. Es ist schade, dass der Beginn der Kinderwunschzeit dabei oft ausgelassen wird. Dabei fühlt sich der Anblick eines Fotos aus dieser Zeit später doch so wunderbar an!

DIE GESCHICHTE EINER WERDUNG

Ich möchte Sie ermutigen, genau dies zu tun. Bewahren Sie sich Erinnerungen auch aus dieser schönen Zeit auf. Beobachten Sie einfach mal die Mütter in Ihrem Umfeld, wie sie auf Bilder von sich selbst in der frühen Schwangerschaft reagieren. Es ist, als könnten sie sich Jahre später noch die ersten Tage mit Baby im Bauch an der Nasenspitze ansehen. Oft sind sie sogar in der Lage, aus einer großen Auswahl von Fotos ganz präzise diejenigen zu erkennen, auf denen sie bereits schwanger waren. Die Art und Weise, in der sie diese Fotos dann anschauen, ist eine verliebte. Und zwar nicht etwa selbstverliebt, sondern voller Liebe für diese Lebensphase und die bewegenden Gefühle, die mit ihr verbunden waren. Eine eigene geheimnisvolle Romantik wohnt all dem inne, sodass sich diesen Frauen bei der Erinnerung an die Entstehungszeit ihres Kindes immer wieder das Herz öffnet.

Auch mit den Erinnerungen aus dem Anfang Ihrer eigenen Kinderwunschzeit verhält es sich so. Es mag sogar sein, dass ihr Zauber daher rührt, weil er persönlicher und intimer ist als viele Situationen in Ihrem Leben danach.

DER PUNKT DER GLÜCKSELIGKEIT

Gibt es einen geheimen Ort im Universum, von dem aus sich die Babys ihre Eltern suchen? Viele Frauen spüren Ihr Kleines schon vor der Empfängnis nahen.

Wir wissen nichts darüber, wo im Universum sich die Babys wohl befinden, bevor ihre zukünftigen Mütter sie empfangen. Kleine Hinweise über ihre mögliche Existenz können wir dagegen im Vorfeld und schon bei der Entstehung eines Kinderwunsches sehr wohl finden. Diese stammen aus den romantischen Seelenbereichen vieler Frauen. Sie meinen dann beispielsweise, dass sie schon lange vor der Empfängnis das Nähern ihres Kindes gespürt hätten. Oder sie hätten in dieser Zeit verstärkt von ihrem kleinen Wunder geträumt.

QUELLE DES LEBENS

Auch unter Hypnose zeigen sich Erinnerungsbereiche an eine Phase, von der die Menschen meinen, sie noch vor ihrer Empfängnis erlebt zu haben. Sie erleben sich dann nicht körperlich im intellektuellen Sinne, sondern nehmen sich selbst wahr als ein Bild: geborgen in einem Punkt der absoluten Glückseligkeit. Fragt man sie, wie man sich das vorstellen kann und wie sie sich dabei empfinden, antworten sie: »Ich bin ein Punkt mit einem Kreis darum herum.«

EINEN GEFÜHLSANKER SETZEN

Die gefühlsbetonteren meiner Patientinnen stellen sich diesen Punkt gerne vor. Sie malen ihn irgendwo an einer Stelle in ihrer Wohnung hin, auf die sie im Lauf des Tages öfter schauen. Der Punkt ist dabei ganz winzig klein und unscheinbar und befindet sich vielleicht auf einem Lampenschirm, einem Spiegel oder an einer Wand, an einer Stelle, die nur die Frauen kennen und die niemandem sonst auffällt. Die Frauen erzählen mir dann, dass sie innerlich immer lächeln müssen, wenn sie dieses kleine Symbol im Vorbeigehen ab und zu sehen. Probieren Sie das doch selbst auch einmal aus, vielleicht liegt Ihnen dieses wunderbare kleine Bild:

> »Ein winzig kleiner Punkt mit einem Kreis darum herum: der Punkt der absoluten Glückseligkeit.«

> **TIPP**
>
> **ERINNERUNGSSCHATZ**
>
> Machen Sie also Fotos in Ihrer Kinderwunschzeit. Legen Sie die Bilder in ein kleines Kistchen oder bewahren Sie sie an einem anderen besonderen Ort auf. Heben Sie die Kinokarte auf, das kleine Stückchen Seife aus dem Hotel, die getrocknete Rose vom Straßenverkäufer, ein Teil vom Schnürsenkel, der ihnen genau an dem Morgen gerissen ist, nachdem Sie und ihr Mann beschlossen haben, Eltern zu werden. Sie werden sehen, ein solches Kistchen füllt sich schnell und es hat einen so besonderen Wert, weil man ausgerechnet in dieser Zeit noch nicht mit vielen Menschen über sein Glück reden mag. Ein solches Kistchen kann man auch im Nachhinein noch anlegen.

Es entsteht so etwas erstes Begreifbares in ihrer tiefen Liebe zu ihrem Baby. Die schönen Momente sind oft so zart, sie scheinen an Ihnen vorbeizufliegen und vergänglich zu sein. Ein wenig davon bewahren können Sie über Erinnerungen und Dinge, die Ihre Gefühle wieder aufleben lassen. Je gefühlvoller eine Frau ist, desto mehr wird sie der Gedanke an ein solches Kistchen ansprechen, desto hilfreicher wird es sein, wenn sie später in der Kinderwunschzeit immer wieder mal Trost braucht. Denn auch solche Situationen wird es geben.

Schritt 2: Das Vertrauen in den eigenen Wunsch bewahren

Für Ihre Kinderwunschzeit richten Sie sich wie gesagt am besten auf eine Mittelstrecke ein. Und auch auf das eine oder andere Gefühlstal, in das Sie unweigerlich hineinrutschen werden. Ihre Emotionen sind ständig in Bewegung. Sie folgen keiner Logik, das ist manchmal schwer, aber auch das Schöne an ihnen. Früher oder später kann es also sein, dass Ihr Verstand Ihnen zwar sagt, Sie müssen nur geduldig sein, Ihre Gefühle dies aber für Fachchinesisch halten und ungefragt ihre eigenen Wege gehen.

Das erleben viele Frauen oft, wenn dann eines Tages doch die Menstruation einsetzt und klar wird: Diesen Monat hat es noch nicht geklappt. Und es mag noch deutlicher werden, wenn sie auch in den Monaten darauf immer wieder feststellen müssen: Es hat schon wieder nicht geklappt.

SO TRAURIG: DER MONATS-BLUES

Dann setzen die Zweifel ein: Selbstzweifel. Und jede Frau, die das schon erlebt hat, kennt sie. Manchmal versuche ich mir klarzumachen, welch ein trauriger Monats-Blues in den Badezimmern der Welt fortwährend und flächendeckend von allen traurigen

DEM KIND ENTGEGENGEHEN

Frauen da immer wieder getanzt werden muss. Tatsächlich ist es ein Gemeinschaftstanz von vielen Frauen, die vielleicht Monat für Monat diese Erfahrung machen, bevor sich der Kinderwunsch erfüllt. Und doch fühlt sich jede Monats-Blues-Tänzerin dabei so einsam.

Schritt 3: Den Zweifel zulassen

Wie kommt es zu diesem Gefühl des Ausgestoßenseins? Es resultiert allein aus dem Zweifel. Er ist es, der eine regelrechte Talfahrt einleitet. Dieser Zweifel stellt sich vor Ihr Vertrauen, und sobald Sie das verlieren, sind Sie schon mit Vollgas unterwegs bergab in eine einsame Traurigkeit. Dies zu wissen nimmt Ihnen die Emotion zwar nicht, es macht sie aber erträglicher.

Mit diesem Gefühl stehen Sie dann vollkommen alleine da, obwohl ja theoretisch irgendwo auf der Welt auch andere Frauen zeitgleich mit Ihnen denselben Blues tanzen müssen. Und obwohl der Zweifel kein Gefühl in dem Sinne ist, sondern nur ein Gedanke, so ist die Quelle, die ihn speist, sehr wohl eine Emotion. Hinter diesem zuerst kleinen, dann immer mächtiger werdenden Gedanken steht die Angst – Ihre Angst. Versuchen Sie es deshalb im Moment des Monats-Blues einmal so zu sehen: Sie lassen sich jeden Monat einfach nur Angst machen und rutschen damit in das Tal der Tränen. Und gleichzeitig wird dadurch klar, wie Sie besser mit ihr umgehen können. Eine Angst

> **TIPP**
>
> **KEINEN TROST SUCHEN**
>
> Auch Trost ist beim Monats-Blues nicht das richtige Mittel. Erstens kann er nicht helfen, wenn Sie untröstlich sind. Und zweitens verhindert er das Durchfließen der Angst. Wenn diese aber nicht hinaus kann und darf, dann bleibt sie in Ihnen. Und das braucht kein Mensch. Suchen Sie deshalb in diesen Situationen bitte nicht nach Trost und lassen Sie sich auch keinen anbieten. Das Angebot wird definitiv kommen: der Trost Ihres Mannes. Erklären Sie ihm dann, dass sich der Eimer Ihrer Tränen unbedingt leeren muss, dass sein Trost dies aber verhindern würde und dass Sie nichts weiter brauchen als seinen Schutz, seine starken Arme und eine Packung Kleenex.

kann man nicht aufhalten und leider auch nicht abschaffen, deshalb lässt man sie am besten passieren, so wie einen Regenschauer in dem klaren Wissen: Sie wird wieder verschwinden, wenn sie sich erst einmal zum Ausdruck bringen konnte. Alles, was auf diese Weise nach draußen gelangt ist, kann in Ihrem Inneren anschließend keinen Schaden mehr anrichten.

Schritt 4: The day after

Ist Ihr Eimer an Tränen dann wieder geleert, so fühlt sich alles wieder leichter an. Und Sie sind ein Stück weit auch wieder neu. Dies ist der ideale Zeitpunkt, um Ihr Selbstvertrauen wieder aufzubauen. Denn alles, was dieses kräftigt, das macht auch Sie selbst stärker. Jetzt mag er Ihnen helfen, der Blick in Ihr Kinderwunschkistchen. Aber nicht nur der. Es gibt noch viel mehr: Alles, was Ihr Selbstvertrauen stärkt, also auch und vor allem Dinge und Maßnahmen außerhalb Ihres Kinderwunsches werden Sie stärken und dann wunderbar abfärben auf den einen Teil Ihres Selbstvertrauens, der Ihren Herzenswunsch angeht.

SEIEN SIE GUT ZU SICH

Denn es verhält sich so: Gefühle, wie unser Vertrauen in das Leben und unser Selbstvertrauen, sind aufeinander bezogen. Sie verhalten sich systemisch und sind untereinander ansteckender als Windpocken. Unternehmen Sie also Dinge, die Sie wieder aufbauen und stärken. Gönnen Sie sich eine Massage, den Frisör, das Nagelstudio, rufen Sie eine gute Freundin an und reden sich die Seele frei. Und danach lassen Sie sich von Ihrem Mann zum Essen und ins Kino einladen. Nach einem solchen Tag können Sie auch wieder besser Vertrauen in sich selbst, Ihr Kind und das Leben an sich haben. Denn es ist nicht nur der Kinderwunsch, der Ihnen Berg- und Talfahrten abverlangt, es ist immer auch das Leben an sich. Versuchen Sie es also zu managen.

> **TIPP**
>
> **HEUTE SCHON GELÄCHELT?**
> So wie der Zweifel an Ihrem Vertrauen nagt, so wird dieses durch alles gestärkt, was Sie sonst stark macht. Denken Sie also immer wieder daran, sich etwas Gutes zu tun. Schreiben Sie mit einem Lippenstift die Frage »Heute schon gelächelt?« auf den Badezimmerspiegel, damit Sie das auch auf keinen Fall vergessen.

Schritt 5: Haben Sie Respekt

Machen Sie sich klar, dass kein Mensch auf der Welt seine Schicksalsangelegenheiten wirklich kontrollieren kann und dass Ihr eigenes Los wie auch das Ihres Partners keinesfalls alle Bestandteile der Babyformel ausmacht. In dieser Formel hat das Baby selbst schon seinen Platz und das wird tatsächlich häufig vergessen. Es hat sogar den wichtigsten inne!
Erkennen Sie die Eigenständigkeit des Babys an und bewahren Sie Respekt davor, dass es auch immer dieses kleinen Wunders bedarf, damit es überhaupt zu Ihnen kann. Gelingt dies, so ist das eine gute Voraussetzung für den Weg zu Ihrem Kind.

DAS WARTEN GENIESSEN

Dieser Respekt wird Sie ebenfalls stärken und es leichter machen, diese schöne Etappe so lange wie möglich zu genießen.

Die Phase währt so lange, bis Sie das erste Mal willentlich eingreifen, sei es in Form spezieller Untersuchungen oder durch ein Eingreifen in Ihr Sexualleben.

Das bedeutet nicht, dass Sie nicht irgendwann Maßnahmen ergreifen sollten. Ich möchte nur unbedingt erwähnt haben, dass ein kleines Stückchen »Heiligkeit« verloren geht, sobald Sie tiefer in Ihren Kinderwunsch eingreifen. Und es ist schade, dass viele Frauen sich viel zu früh kopfüber in diverse To-do-Listen stürzen, anstatt diese Phase zunächst einmal zu leben und lieben zu lernen. Früher haben Frauen ein oder zwei Jahre gewartet, bevor sie ihren Gynäkologen um Hilfe gebeten haben. Durch den Aufbau der Fertility-Zentren hat sich diese erste, noch unberührte Kinderwunschetappe im Allgemeinen enorm verkürzt. Genießen Sie also diese erste schöne Etappe so lange wie möglich. Sie dauert etwa ein Jahr.

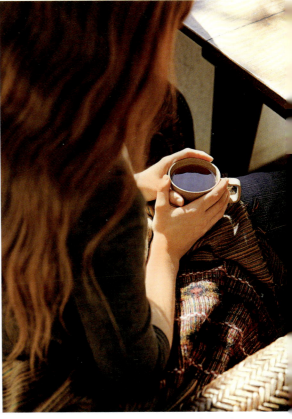

Kleine achtsame Genusserlebnisse im Hier und Jetzt machen aus der Warte- eine Wohlfühlzeit.

Schritt 6: Die Pille absetzen

Es gibt also nichts zu tun in dieser Zeit, außer sich ganz und gar genussvoll in diese Phase hineinzubegeben.

Die einzige folgerichtige Handlung ist nun das Aufhören mit der Verhütung. Haben Sie das bisher mit der Antibabypille getan, dann lassen Sie diese nun einfach weg. Am besten beginnen Sie damit mit dem Einsetzen der nächsten Mens.

Die Pille verhindert die Eizellreifung, den Eisprung und die Einnistung und bietet damit eine dreifache Verhütungssicherheit. Diese Vorgänge sollen aber nach dem Absetzen der Pille nun wieder im Körper stattfinden. Oft benötigt der Organismus eine gewisse Zeit, um dies wieder zu leisten. Wie lange er dafür benötigt, hängt von der Regenerationskraft einer jeden Frau ab, von der Länge des Zeitraumes, über die die Pille genommen wurde, und vor allem vom Zeitpunkt der ersten Einnahme. Meist findet sich der weibliche Körper binnen weniger Monate von selbst. Manchmal sogar sofort. War der Körper der Frau zu Beginn der Einnahme noch sehr jugendlich und der Zyklus noch nicht so ausgereift, dann benötigt der Körper oftmals etwas mehr Zeit, zu sich zu kommen, denn er muss zusätzlich noch etwas nachreifen.

DEN AUSLEITUNGSPROZESS ANREGEN

Manche Frauen haben dann das Bedürfnis, die bisherige Wirkung ihrer Antibabypille »zurückzunehmen« oder sie »auszuleiten«. Das kann man durchaus auf naturheilkundliche Weise unterstützen.
Wenn Sie den Beipackzettel Ihrer Pille lesen, werden Sie dort folgende Anmerkung finden: »Johanniskraut kann die Wirkung der Pille beeinträchtigen.« Das ist tatsächlich so: Bei gleichzeitiger Einnahme von Johanniskrautpräparaten ist der Empfängnisschutz nicht mehr gewährleistet. Diese Eigenschaft kann man sich nun für den Prozess des Ausleitens zunutze machen.
Um das verhütende Nachwirken der Antibabypille zu verkürzen, beginnen Sie am besten unmittelbar nach dem Absetzen der Pille mit einer Johanniskrautkur.

> **TIPP**
>
> **AUSLEITUNGSKUR**
> Johanniskraut gibt es in unterschiedlichen Darreichungsformen in der Apotheke, dem Reformhaus oder im gut sortierten Drogeriemarkt: als Pillen, Tee, Tinktur, Globuli, Öl und Hydrolat. Sie können sogar darin baden. Ideal sind: Johanniskraut-Hydrolat (Sunarom) und Spezial-Ölgel Johanniskraut (Cremekampagne) ▶ **siehe Bestelladressen Seite 123.**

Schritt 7: Bloß kein Kalendersex!

Jede Frau mit Kinderwunsch kennt den Begriff. Doch was treibt die Frauen, die ihre fruchtbaren Tage im Terminkalender ihrer Männer rot ankreuzen und sie regelrecht zum Sex herbeizitieren, dabei eigentlich um? Oder anders gefragt, denn diese Haltung betrifft erfahrungsgemäß die meisten Frauen mit einem Kinderwunsch: Wozu lässt sich vermutlich jede Frau hinreißen, die sich von ganzem Herzen ein Baby herbei-ersehnt? Ist es tatsächlich die heimliche Hoffnung, man könne zum richtigen Zeitpunkt ein Baby regelrecht machen? Könnte sie es mithilfe ihres willigen Mannes zu einem bestimmten Zeitpunkt ganz technisch zeugen, empfangen und auf diese Weise tatsächlich entstehen lassen?

> »Sex sollte einfach nur stattfinden – absichtslos und verliebt. Jedes zärtliche Liebesspiel verbessert die Spermienqualität und Zeugungsfähigkeit.«

FATAL: KALENDERSEX-AKTIONISMUS

Vielleicht liegt es daran, dass wir in den letzten Frauengenerationen zu »Macherinnen« geworden sind? Wir bitten unseren Arbeitgeber schließlich auch nicht um unser Monatsgehalt, sondern wir verdienen es, wir »machen« es. Und wir Frauen machen auch sonst immer schön eins nach dem anderen. Und schließlich wollen wir in diesem Sinne auch unser Baby machen.

Nur so oder so ähnlich lässt es sich vielleicht erklären, dass wirklich alle meine Patientinnen zeitgleich mit ihrem Babywunsch in einen Kalendersex-Aktionismus verfallen. Das funktioniert allerdings so gut wie nie. Im Gegenteil: Sich in die natürlichen Rhythmen der gemeinsamen Sexualität mit dem Partner überhaupt einmischen zu wollen hat das Potenzial, höchsten Schaden innerhalb der Beziehung anzurichten – und obendrein auch an der Qualität der Spermien

▶ siehe Seite 20. Erstaunlicherweise fällt hier auch jegliche Vernunftbegabung völlig weg, selbst wenn diese Vorgehensweise über längere Zeit nicht zum Erfolg führt. Das Lernmodell über Versuch und Irrtum versagt hier regelmäßig. Ich erlebe es in der Praxis so: Je schlechter der körperliche und emotionale Zustand eines Paares ist und je länger sein Kinderwunsch besteht, desto schwieriger fällt es ihm, den Kalendersex sein zu lassen. Und es sind immer die Frauen, die hier nicht loslassen. Dabei haben sie ein Terrain betreten, das nicht ihres ist. Nur können sie dann nicht mehr so einfach heraus.

WICHTIG

IM GLÜCKSGEFÜHL BLEIBEN
Ist Kalendersex über einen längeren Zeitraum erst einmal gescheitert, dann sind die Chancen, ein Baby zu empfangen schlechter als zu Beginn der Kinderwunschzeit.
Meine lieben Frauen, es ist mein größter Wunsch, dass es zu diesem Zustand gar nicht erst kommt. Ich möchte Sie von ihm fernhalten! Bleiben Sie doch bitte einfach dort, wo Sie hingehören: mitten im Glücksgefühl und nah dran an Ihrer guten Hoffnung. Verlassen Sie sich mehr auf Ihren Instinkt als auf den Kalender.

DAS SAGT DIE WISSENSCHAFT

Unsere Verwandten im Tierreich – die Primaten – wissen es besser.
Aus biologischer Sicht ist der Mann der »Hüter des Rhythmus«.

Nicht etwa von Labormäusen, sondern von unseren engsten Verwandten im Tierreich, den Primaten – und hier den Gorillas – weiß man, dass die Gorillamännchen über ein instinktives Gespür für die Lebenszeit ihrer Spermien verfügen. Ziel dieses Instinkts und des biologischen Programms dahinter ist es, die Weibchen der Herde jederzeit mit zeugungsfähigen Samen zu versorgen. Auf diese Weise optimieren diese Menschenaffen die Chancen, ihre Art zu erhalten. Also kopuliert ein Gorillamännchen in Zeiten, in denen seine Spermien eine weniger lange Lebensdauer haben, öfter als sonst. So gleicht es nicht nur sein Fruchtbarkeitsdefizit erfolgreich aus. Obendrein verbessert es seine Spermienqualität, denn mit jedem Samenerguss steigert es auch noch seinen Testosteronwert, was sich wiederum positiv auf die Qualität seiner Spermien auswirkt. So einfach reguliert die Natur die Zeugungsfähigkeit. Das Gorillamännchen verfügt über alle dafür erforderlichen Mechanismen und Intuitionen und ist somit der Hüter des Fortpflanzungsrhythmus seiner Art. Das funktioniert. Und kein Gorillaweibchen käme je auf die Idee, dem Silberrücken stattdessen Kalendersex anzubieten. Zum Glück! Denn wenn sie es täte, brächte er damit den Fortbestand seiner Herde in Gefahr.

SICH AUF SEINE INSTINKTE EINLASSEN

Silberrücken wie auch Menschenmänner brauchen für gesunde Spermien einen ausbalancierten Testosteronspiegel. Und beide verfügen über ausreichend Instinkte und Kompensationsmechanismen, um die Spermiengesundheit zu erhalten. Es ist wichtig, dass diese nicht außer Kraft gesetzt werden. Der Samenerguss eines Mannes erhöht seinen Testosteronwert, allerdings nur dann, wenn er dabei als Sieger hervorgeht. Stellen Sie sich vor, was das alles bedeutet: Männer können Eroberer sein, also »Sieger« im Sinne der Männlichkeit, wenn sie ihre Frau verführt, erobert und glücklich gemacht haben. Das mag mit ein Grund dafür sein, dass sie gerne so lange einem Ball hinterherrennen, bis sie ihn ins Tor manövriert haben. Und es mag auch die Ursache dafür sein, dass frisch verliebte Paare besonders häufig zeugen.

SO SEHEN KEINE SIEGER AUS

Nun aber, im Kinderwunsch, kommt die Frau daher, schafft dieses Siegermodell ab und fordert stattdessen selbst zum Tanz auf. Vollkommen unabhängig vom Stand der männlichen Sexualressourcen, mit nichts weiter als einem Kalender als Ballkarte. Das kommt einer Entmannung im besten Sinne gleich. Die Folge: Der Testosteronspiegel sinkt, die Anzahl der zeugungsfähigen Spermien nimmt ab. Ohne ausbalancierten Testosteronspiegel verfügt der Mann obendrein auch nicht mehr über den angeborenen Instinkt, den Eisprung seiner Frau wahrzunehmen und mit ihr schlafen zu wollen. Es entsteht eine Abwärtsspirale, die Sie bitte lieber nicht in Gang setzen.

Ohne Sex kein Kind. Ihre Sexualität ist eine wertvolle Bastion Ihrer Beziehung. Sie sollte unangetastet bleiben. Also sollte Ihr Liebesleben stattfinden wie immer.

> »Ihr Kinderwunsch besteht neben (!) Ihrem Liebesleben, nicht aber mittendrin.«

So erhalten oder fördern Sie die Spermienqualität Ihres Mannes auch mittelfristig. Wenn ihr Baby später dann einmal in Ihren Armen liegt, wissen Sie, es ist allein in Liebe entstanden und vollkommen frei von anderen Absichten. Den meisten Frauen gelingt diese Absichtslosigkeit jedoch nicht immer. Sie sind sehr wohl geneigt, um ihren Eisprung herum Sex haben zu wollen. Aus diesem Wunsch heraus sollte Ihre Sexualität aber möglichst nur ausnahmsweise gespeist sein. Rufen Sie dann auf keinen Fall mit dem Kalender winkend nach Ihrem Mann, sondern verführen Sie ihn lieber nach allen Regeln der Kunst. Oder noch besser: Sorgen Sie dafür, dass er Sie verführt.

WICHTIG

VOM RICHTIGEN ZEITPUNKT
Behalten Sie Ihr Wissen um Ihren Eisprung bitte ganz für sich. Es gibt ihn außerdem nicht, diesen einen, richtigen Zeitpunkt. Haben Spermien erst einmal den Eileiter erreicht, können sie dort bis zu sieben Tagen überleben. Messverfahren, die den Eisprung anzeigen sollen, reagieren hierfür viel zu spät. Sie zeigen an, dass der Eisprung in den nächsten 12 bis 24 Stunden stattfindet. Haben Sie erst jetzt Sex, dann haben die Spermien noch den weiten Weg bis zur Gebärmutter vor sich. Unter Umständen verhüten Sie auf diese Weise sogar eine Empfängnis.

TIPP

DIE ERSTE ZYKLUSHÄLFTE

Markieren Sie sich also nicht nur einen einzigen Tag in Ihrem Kalender. Legen Sie Ihr Augenmerk lieber auf die erste Zyklushälfte, in den gesamten Zeitraum nach dem Abklingen der Monatsblutung bis hin zum Eisprung.

DRANBLEIBEN IST ALLES

Halten Sie bloß keine erzwungenen Karenzzeiten ein: Tatsächlich schwirrt noch immer das Ammenmärchen umher, nach dem sich Männer ihre Spermien aufsparen sollten. Das ist absoluter Unsinn. Im Gegenteil: Karenzen mindern die Spermienqualität. Und die erste Ejakulation nach einer Sexpause kann oftmals noch gar nicht zeugen, weil nach jeder Sexpause nicht gezeugt wird, sondern potenzielles Konkurrenzsperma (eines anderen »Gorillamännchens«) eliminiert werden muss. An diesem Punkt findet dann der berühmte Krieg der Spermien statt. Egal ob sich Ihr Mann vermutlich ebenso ein Baby wünscht wie Sie: An diesem Krieg nehmen alle höheren Primaten – also auch Sie – teil. Kalkulieren Sie also hierfür einmal Sex nach Ihrer Menstruation ein. Dieser ist nicht zum Zeugen geeignet. Das Gleiche gilt für kurzzeitige Abwesenheiten, neue Umgebungen, Kurzurlaube wie auch für Wochenendehen: Das erste Mal im Hotel oder nach dem Wochenendtrip nur eines Partners: In diesen Situationen wird nicht gezeugt, sondern vom Mann (nur) das Terrain neu zurückerobert.

SICH DIE LUST BEWAHREN

Wenn Sie Ihren Partner nicht aus einem körperlichen Lustgefühl heraus verführen, sondern mit dem Hintergedanken an einen günstigen Zeugungszeitpunkt, so registriert das Ihr Körper.

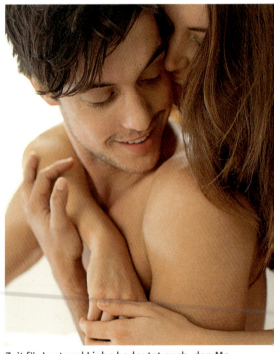

Zeit für Lust und Liebe bedeutet auch, den Moment für die Liebe kommen zu lassen.

Ihr Organismus lässt sich durch solche Planungsgedanken nicht bemogeln oder gar manipulieren. Und das wiederum bemerken auch Sie selbst ganz schnell an einer etwas geringeren Erregbarkeit. Dieser Zustand sollte sich aber gar nicht erst einschleichen. Sie verderben sich und Ihrem Partner auf lange Sicht womöglich die Lust aufeinander. Besonders Ihr Mann ist hier der Leidtragende: Viele Männer reagieren auf Kalendersex mit Erektionsschwäche.

Fazit: Alles spricht gegen den Kalendersex und für das einfache Fortsetzen Ihres ganz normalen, gefühlvollen Intimlebens. Lassen Sie sich besser nicht verleiten, hier klüger sein zu wollen als die Natur. Bewahren Sie sich einfach, was Sie haben.

Schritt 7: Pflegen Sie die Liebe

Männer nehmen die Kinderwunschzeit anders wahr als ihre Frauen. Sie denken, fühlen und handeln eher ergebnisorientiert. Außerdem wissen sie, dass sie nicht mal eben auf Bestellung ein »Baby machen« können. Also geht nahezu jeder Mann mit der Einstellung an den Kinderwunsch heran: »Das wird schon.« Aus seiner Sicht hat er da vollkommen recht.

Dumm nur, dass eine Frau, wenn sie gerade in einer zweifelnden Phase ist, genau das nicht hören mag. Für sie ist das dann so, als würde ihr Partner sie in dieser Situation nicht wirklich ernst nehmen und alle Hinweise auf eine bevorstehende Monatsblu-

> **WICHTIG**
>
> **SPÄTER KOMMEN**
> Beim Sex sollte der Orgasmus der Frau etwas später erfolgen als der des Mannes. So sind zu diesem Zeitpunkt schon alle Spermien in einem dafür vorgesehenen »Auffangbecken« am Boden des Vaginalgangs versammelt. Beim Orgasmus neigt sich der Gebärmuttermund in dieses Becken und saugt das Ejakulat regelrecht hoch bis weit in die Gebärmutter ein. Das ist nicht nur eine gute Starthilfe, sondern erhöht obendrein die Lebensdauer der Spermien: Sie überleben umso länger, je weiter sie sich im Körperinneren befinden. Am längsten tun sie das im Eileiter. Hier schaffen sie es bis zu sieben Tagen.

tung schlichtweg ignorieren! Versuchen Sie es deshalb lieber so zu sehen: Ihr Mann verhält sich hier genauso wie alle anderen Männer auch. Und in Krisen ist wiederum er es, der den Optimismus in der Partnerschaft erhält. Stellen Sie sich vor, er würde jedes Mal, wenn sie voller Zweifel sind, weinend zusammenbrechen. Das würden Sie wirklich nicht brauchen können. Versuchen Sie deshalb, seinen Optimismus zu lieben, und lassen Sie sich ein wenig von ihm anstecken.

TIPPS BEI MONATSFRUST

Es gibt kein Mittel gegen Monats-Blues, Ungeduld und Zweifel, wenn es mal wieder »nicht geklappt« hat – aber kleine, wirkungsvolle Helfer, um die Hoffnung zu bewahren.

Wenn alle Frauen, die in meine Kinderwunsch-Praxis kommen, einen Wunsch äußern dürften, dann wäre es klipp und klar dieser, den eine meiner Patientinnen einmal so nachdrücklich formuliert hat:

»LIEBE BIGGI, GIBT ES NICHT EIN MITTEL GEGEN DIE UNGEDULD UND DIE ZWEIFEL? EINES, DAS MACHT, DASS ICH AM ENDE DES MONATS NICHT SO TRAURIG BIN?«

Ähnlich würden es ihre Männer formulieren. Ein Wunschvater sagte mir einst: »Ich habe großen Stress am Arbeitsplatz. Meine Firma zieht gerade um und mein Chef hat mich auf dem Kieker. Wenn meine Frau noch ein einziges Mal ein PMS bekommt, dann gebe ich mir wirklich die Kugel.«
So ein Monatsfrust schleicht sich früher oder später bei den meisten Paaren ein. Auf leisen Füßen nähert er sich und ist dann imstande, Ihre ganze süße Hoffnung einfach so zu vertreiben. Ein Mittel gegen ihn gibt es nicht wirklich, wohl aber einen kompetenten Umgang mit ihm.

REZEPT 1: DEN SCHOCK LINDERN

Sobald Sie spüren, dass sich der Monatsfrust nähert, können Sie versuchen, die Wucht des Ereignisses mit einem Klassiker der Homöopathie zu lindern: *Aconitum C 30*. Lassen Sie eine Gabe von 10 Globuli unter der Zunge zergehen.

REZEPT 2: KLEINER KRISENHELFER

Die Notfalltropfen der Bachblütentherapie – *Rescue Remedy* – sind sehr bewährte Krisenhelfer auch bei Monatsfrust. Es gibt sie inzwischen in verschiedenen Darreichungsformen als Tropfen, Creme oder auch Spray in Ihrer Apotheke. Sehr praktisch sind auch die Pastillen, denn die passen in jede Handtasche und werden bei Bedarf wie ein Bonbon gelutscht. Legen Sie sich einfach ein kleines Döschen mit *Rescue Remedy Pastils Original* parat, nehmen Sie in einer Krisensituation oder bei eintretender Regelblutung eine Pastille und lassen sie im Mund zergehen. Wiederholen Sie das ruhig so oft, bis Sie wieder das Gefühl haben, es geht Ihnen besser und Sie sind stabiler.

REZEPT 3: SICH INNERLICH STÄRKEN

Ist der Monatsfrust erst einmal da, dann lässt er sich in seiner Wucht nur schwer stoppen. Die angesammelten Gefühle wollen und werden sich so oder so zum Ausdruck bringen. Hilfreich ist hier eine innere Haltung, in der Sie sich klarmachen, dass auch diese Krise vorübergehend ist. Also lassen Sie sie ganz bewusst vorüberziehen.

Ist die Krise jedoch überstanden – und das wird sie sein –, so tragen Sie bitte Sorge dafür, dass es sich Ihre Gefühle nicht allzu sehr angewöhnen, außer Rand und Band zu geraten. Denn die Amygdala, ein Teil unseres Gehirns, ist in der Lage, unangenehme und auch traumatische Gefühlsreaktionen »auswendig« zu lernen. Das betrifft besonders solche, die wir nicht mögen, die wir vermeiden, gegen die wir uns innerlich wehren. So sorgt die Amygdala beispielsweise dafür, dass wir das Feuer scheuen, wenn wir uns einmal an ihm verletzt haben. Sie dient also der Erhaltung unserer Gesundheit.

Sind wir jedoch wiederholt aufgrund ein und desselben Anlasses traurig, dann lernt dieser Gehirnbereich das auch. Infolgedessen werden einige Frauen von Monat zu Monat immer noch trauriger. Mit einem weiteren homöopathischen Mittel können Sie versuchen, diesen »Film« nachträglich wieder in Ihr emotionales Erleben zu integrieren, und zwar als eine weitere Erfahrung und nicht mehr als ein Trauma. Das Mittel der Wahl dazu ist *Opium C 30*. So können

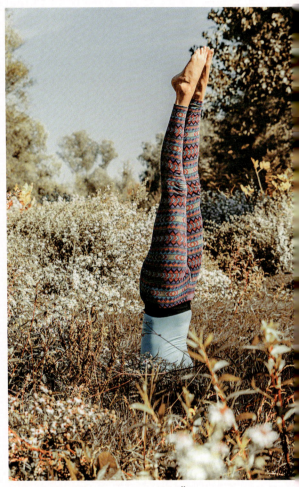

Die Balance finden – keine leichte Übung nach dem Monats-Blues.

Sie einer eventuell auftretenden nächsten Monatsblutung unvoreingenommen anstatt vortraumatisiert begegnen: Ich empfehle dazu eine einmalige Gabe von 10 Globuli, die Sie unter der Zunge zergehen lassen.

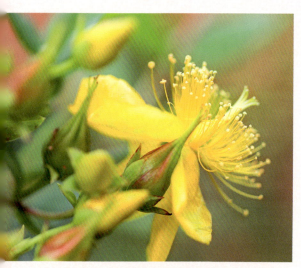

Ende Juni um den Johannistag herum ist die Blütezeit des gleichnamigen Heilkrauts.

REZEPT 4: DEN NEUSTART WAGEN

Einigen Frauen tut es gut, einen neuen Monatszyklus mit einem oder zwei »Johanniskraut-Tagen« zu beginnen.
Diesen Neustart können Sie gut begleiten: Die Menstruation ist beendet, der hormonelle Zyklus kann von Neuem beginnen. Johanniskraut kann diesen Prozess mit seiner stimmungsaufhellenden Wirkung effektiv unterstützen. Besonders Frauen, deren Körper geneigt ist, immer noch ein wenig nachzubluten oder die im Anschluss an die Mens noch Schmierblutungen haben, kann Johanniskraut enorm helfen. Dazu nehmen Sie an 1 bis 2 Tagen jeweils 1 bis 2 Teelöffel *Johanniskraut-Hydrolat* ein. Eine Bestelladresse dafür finden Sie auf Seite 123.

REZEPT 5: BLOSS KEIN STRESS

Viele Paare schieben im Lauf ihres Lebens den Kinderwunsch in eine Lebenssituation, die optimal für das spätere Kind sein soll. Aus zivilisatorischer Sicht ist dies eine Pionierentwicklung, denn zuverlässige Verhütungsmittel gibt es noch nicht so lange, ebenso wenig wie den Begriff der »Familienplanung«. Es gibt hierfür keine gelebte Tradition. Das Planen ist also Neuland und gleichzeitig ein mächtiges Thema, denn es hat mit der Erhaltung unserer Art zu tun. Wohl keiner Frau, die ihr erstes Antibabypillen-Rezept in der Apotheke einlöst, ist das klar. Deutlich wird es in dem Moment, in dem sich der Plan umkehrt von »jetzt noch kein Kind« zu »jetzt doch eins, aber bitte, bitte zacki, zacki«. Da wundert es nicht, wenn sich die Gedanken der Frau überschlagen in die Richtung: »Gibt es irgendetwas, das ich jetzt tun muss?«
Die Antwort lautet ganz einfach: »Nein, Sie müssen nichts tun.«
Da das eine recht unbefriedigende Aussage ist – denn die meisten Frauen möchten an dieser Stelle doch so überaus gerne etwas tun –, moderiere ich meine Antwort gerne ein wenig: »Nein, Sie *müssen* nichts tun, Sie *dürfen* es aber.«

REZEPT 6: NIKOTINSTOPP

Lassen Sie das Rauchen am besten gleich, früher oder später wird Ihnen sowieso schlecht davon. Erstens raucht heute kaum noch jemand, – eine wunderbare Entwicklung. Zweitens: Wenn Sie schwanger werden möchten, dann sollten Sie dies als Nichtraucherin tun. Es gibt viele Hilfsmittel, die Ihnen beim Aufhören helfen können. Ratgeber zum Thema, Nikotinpflaster etc. Lassen Sie sich in Ihrer Apotheke beraten.

Nicht alle Frauen können so schnell aufhören zu rauchen, wie sie gerne möchten. Sollte es Ihnen so gehen, dann seien Sie geduldig mit sich. Lassen Sie sich vor allem nicht unter Druck setzen, das richtet nur Schaden an und entfernt Sie von sich selbst und Ihrer inneren Stimme. Spätestens wenn Sie schwanger sind, haben Sie einen kraftvollen Beistand: Ihren Körper, der Ihnen mit Übelkeitsattacken signalisiert, dass er auf eine tägliche Giftdosis verzichten kann.

REZEPT 7: ALKOHOL? BITTE MASSVOLL

Trinken Sie, wenn Ihnen danach ist, gerne in guter Stimmung ein Gläschen Wein. Tun Sie dies aber bitte maßvoll. Zum Umgang mit Alkohol in der Kinderwunschzeit wie in einer Schwangerschaft herrschen in der allgemeinen Einstellung unterschiedliche Meinungen. Natürlich soll eine werdende Mutter nicht ständig in Partystimmung sein, deshalb lassen Sie das lieber auch in der Kinderwunschzeit. Ein Gläschen Prosecco, ein Glas Rotwein oder auch einmal ein kleines Bier oder Radler sind aber in Ordnung. Es ist wie so oft immer das Maß, das hier entscheidet. Schade wäre es doch auch, wenn Sie Ihre Geburtstags- oder Silvesterparty nicht richtig feiern nur aus Angst, Sie könnten bereits schwanger sein und Ihrem Kind schaden.

REZEPT 8: KEINE PANIK

Torschlusspanik schwächt die Hormone. Jede Form der Angst löst im Körper eine Ausschüttung an Stresshormonen aus. Reichen diese bei einer psychischen Dauerbelastung nicht mehr aus, dann baut der Körper kurzerhand Sexualhormone so um, dass er sie für die Angstreaktion nutzen kann. Das tut er insbesondere mit dem Schwangerschaftshormon Progesteron. Dieses fehlt dann aber in der zweiten Zyklushälfte nach dem Eisprung. So kann es passieren, dass trotz bester Lebensführung und vorbildlicher Ernährung die Hormone der Stressachse aus dem Gleichgewicht geraten sind, einfach durch die Angst, nicht schwanger werden zu können. Diesen Kreislauf unterbrechen Sie mit 20 Minuten stressabbauender leichter Bewegung (z. B. einem Spaziergang im Park, Treppensteigen oder einem Tanz zu Ihrer Lieblingsmusik). Oder Sie machen eine Entspannungsübung (z. B. den Atem eine Minute still beobachten). Spüren Sie dem allmählichen Auflösen der Angst nach. Im Zweifelsfall suchen Sie sich eine professionelle vertrauensvolle Begleitung, denn dieser Prozess kann nur durch innere Arbeit geschehen. Hierzu gibt es eine CD von mir ▶ siehe Seite 122.

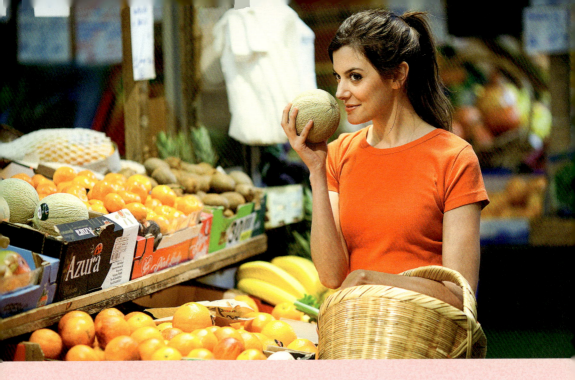

SICH FÜR DAS BABY STÄRKEN

Frauen verfügen über einen sehr sensiblen Geruchssinn. So können sie zum Beispiel einen potenziellen Liebespartner allein an seinem Geruch erkennen. Auch den Duft ihrer ersten Liebe speichert eine Frau lebenslang ab und erkennt ihn jederzeit – auch im Dunkeln – wieder. Was jedoch das Essen und Trinken anbelangt, hat dieser ausgeprägte Geruchssinn einen noch höheren, weil lebenserhaltenden Stellenwert.

Seinen Sinnen vertrauen

Schon in Urzeiten sicherten der Instinkt und der Geruchssinn einer Frau nicht nur die eigene Gesundheit, sondern auch das Überleben der ganzen Sippe. Diese Instinkthaftigkeit, die tief in unseren Genen und unserem biologischen Programm verankert ist, zeigt sich in einer Schwangerschaft noch viel deutlicher. Eine Frau kann dann entweder sehr abweisend auf ein bestimmtes Nahrungsmittel reagieren oder aber im Gegenteil ausgesprochen hingebungsvoll. Dieses Phänomen findet sich auch in der Kinderwunschzeit so, wenn auch deutlich milder.

Fühlen, was nun guttut

Bei diesen inneren Antrieben, die durch feine Sinneswahrnehmungen gesteuert werden, geht es also um die Lust auf bestimmte Nahrungsmittel und auch um wechselnde Vorlieben. Unter Umständen handelt es sich dabei auch um Heißhungerattacken auf bestimmte Gerichte oder Mahlzeiten. Ein gesunder (Frauen-)Körper spürt ganz genau, welche Nähr- und Vitalstoffe ihm entweder fehlen oder welche ihm nicht guttun. Und er wird sie darüber informieren.

Wenn ich nun auf den folgenden Seiten über die eine oder andere Möglichkeit spreche, wie Sie Ihre Ernährungs- und Lebensweise noch etwas besser an Ihre Kinderwunschzeit anpassen können, dann beherzigen Sie das Folgende: Ihr Instinkt ist die höchste Instanz jeder Ihrer klugen Entscheidungen.

> »Die Instinkte einer Mutter sichern das Überleben ihres Kindes und ihrer Familie.«

WICHTIG

LIEBE LEBEN
Im Mittelpunkt einer jeden Familie steht das Glück der Eltern. Das ist auch während der Kinderwunschzeit so und gilt für die werdenden Eltern!

Sonne, Luft und Liebe

Doch bevor wir uns der Ernährung in Ihrer Kinderwunschzeit widmen, vorab noch ein paar wesentliche Basics für jeden Tag. Denn jedes Lebewesen braucht für ein gesundes Wachstum Sonne, Luft und Liebe. Ganz egal welche Tipps und Tricks zum Schwangerwerden Sie vermutlich noch ereilen oder welche Ratschläge Sie beim Googeln finden, bitte denken Sie stets daran: Die Kräfte der Natur sind enorme Helfer, wenn es um die Erhaltung einer Art geht.

Es ist so einfach und gleichzeitig anscheinend so schwierig: Bleiben Sie so lange und so oft es geht in der Liebe zu sich selbst und zu ihrem Partner. Tragen Sie Sorge, dass Sie diese auch selbst fühlen können. Denn dies geschieht vielen Frauen, die versehentlich zu tief in die berühmte Kinderwunschmühle hineingeraten sind: Sie können sich selbst nicht mehr spüren. Und es geht ihnen auch die Fähigkeit verloren, sich instinktiv zu erfassen, sich auf ihre Sinne zu verlassen und

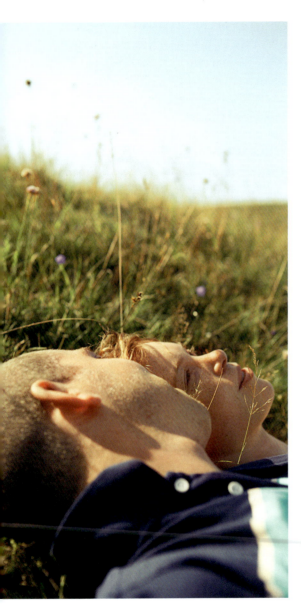

Gehen Sie oft in die Natur hinaus. Das entspannt und verbindet mit allem, was lebt.

dementsprechend zu handeln. Dies sind die Symptome eines regelrechten Kinderwunsch-Burnouts. In diese Richtung möchten wir uns aber auch nicht einen einzigen Millimeter bewegen. Nicht einen.

Raus in die Natur

Gehen Sie ab und zu mal vor die Tür, je öfter desto besser. Machen Sie in der Mittagspause einen Spaziergang im Park oder drehen Sie eine abendliche Runde mit Ihrem Mann. Gehen Sie ins Freie, raus aus dem Alltag, und verbinden Sie sich wieder mit sich selbst und Ihrer inneren Natur. Nach nur einer halben Stunde Spazierengehen im Wald oder über die Felder hat sich Ihr Säure-Basen-Haushalt wieder normalisiert. Das bedeutet: Ein eventuell zu hoher Säurespiegel durch Stress, Angst oder ernährungsbedingte Faktoren normalisiert sich, Sie kommen wieder ins Lot und sind nicht mehr »sauer«.

Sonne tanken

Jedes Lebewesen, jedes Tier und jedes noch so kleine Pflänzchen braucht Sonne, um leben zu können. Das gilt natürlich auch für uns Menschen. Unser Alltag wird diesem Bedürfnis leider nicht mehr gerecht. So verbringen wir viel weniger Zeit an der Sonne als unsere Vorfahrinnen. Also müssen wir ganz bewusst Sonne tanken, so oft es geht. Setzen Sie sich bei jeder Gelegenheit, die sich ergibt, kurz in die Sonne. Machen Sie Ihre Unterarme frei, schließen Sie sanft Ihre

Augen und halten Sie Ihre Gesicht 15 Minuten in die Sonne. Sonnenlicht stärkt Ihr Immunsystem, produziert Vitamin D ▶ **siehe Seite 41** und unterstützt die Herstellung des Wohlfühlhormons Serotonin.

Essen mit Instinkt

Das oberste Gebot einer gesunden Ernährung ist und bleibt ein Essen und Trinken, bei dem Sie sich auf Ihre gesunden Instinkte verlassen, die Ihnen sagen, was Ihnen guttut und was nicht. Ebenso wichtig ist das lustvolle Essen, also ein Essen, das Freude macht und Genuss bereitet. Das setzt natürlich voraus, dass Sie Zugang zu Ihren Instinkten haben. Das ist heutzutage nicht immer selbstverständlich.

Verschiedene Ernährungsmotive

Wir essen aus den unterschiedlichsten Gründen. Manchmal essen wir einfach nur irgendetwas, weil der Körper Energie braucht, manchmal, weil sich uns ein Essen einfach anbietet oder weil ein anderer in unserer Gesellschaft gerade isst. Manchmal essen wir aus Freude, manchmal aus Frust. Oft essen wir auch aus Vernunftgründen. Oder aber wir essen aus denselben Gründen etwas Bestimmtes nicht. Dann verzichten wir beispielsweise auf Schokolade, Salz, Fleisch oder Kohlenhydrate. All dies sind unterschiedliche Motivationen, aus denen heraus wir uns für bestimmte Nahrungsmittel entscheiden. Unser Instinkt aber bildet eine ganz andere Quelle einer Entscheidung und ist die weiseste von allen. Jeder von uns ist gut mit ihr ausgestattet. Wir unterscheiden uns nur darin, ob wir sie pflegen oder sie verkümmern lassen.

Den eigenen Instinkt pflegen

Wenn Sie später als Mutter über die Ernährung Ihres Kindes bestimmen werden, werden Ihre Instinkte dabei immer wieder mitwirken, ganz von selbst. Und schon deshalb gilt: Holen Sie diesen weisen Freund Ihrer Entscheidungen gerne schon jetzt an Ihre Seite. Pflegen Sie den Kontakt und Umgang mit ihm von diesem Moment an.
Probieren Sie es doch einfach mit den folgenden Übungen und Maßnahmen aus:

> **TIPP**
>
> **ESSEN »WIE FRÜHER«**
>
> Gönnen Sie sich, wenn Sie mögen, dieses kleine Spiel: Essen Sie wie in Kinderzeiten. Genießen Sie Lieblingsspeisen wie ein Kind und freuen Sie sich auch daran wie eines. Beißen Sie in ein Brötchen mit Schokoaufstrich, lecken Sie sich danach die dunklen Ränder um Ihre Lippen ab und schenken Sie sich dafür anschließend im Spiegel ein ausgelassenes Lächeln.

- Stellen Sie sich morgens kurz nach dem Aufwachen vor, Sie wären jetzt im Schlaraffenland und vor Ihnen stünde ein festliches Buffet mit allen nur erdenklichen Gerichten, Früchten, Gemüse, Wurst, Fleisch, Fisch und allem, was das Herz an Kulinarischem begehren mag. Gehen sie in Ihrer Vorstellung an dieser Tafel entlang und finden Sie heraus, nach welchen Nahrungsmitteln Ihr Körper verlangt. Fühlen Sie später in sich hinein, ob Sie im Supermarkt oder auf dem Markt noch immer Lust auf dieses Lebensmittel verspüren und kaufen Sie es sich.
- Hatten Sie als Kind vielleicht ein Lieblingsessen und es lange nicht mehr auf dem Tisch? Rufen Sie im Zweifelsfall Ihre Familie an. Fragen Sie nach dem Rezept und kochen es mal selbst.
- Gehen Sie an einen Kiosk und kaufen Sie sich den Lieblingslutscher aus ihrer Kindheit. Erinnern Sie sich daran, wie viel Freude sie einst daran hatten.

TIPP

BEOBACHTEN SIE SICH

Finden Sie heraus, aus welchen Beweggründen Sie sich für bestimmte Nahrungsmittel entscheiden und wie groß der Anteil instinktiver Entscheidungen jetzt schon ist.

DAS INNERE KIND ALS KOMPASS

Kinder können das nämlich: Sie nehmen ihre Körpersignale wahr und essen instinktiv, was ihr Organismus benötigt. Haben Sie schon einmal ein Kind dabei beobachtet, wie es an einem Salzstreuer leckt? Keine Mutter würde ihr Kind jemals dazu auffordern, weil sie der Auffassung ist, dass dies gut für ihr Kind sei. Es ist ganz anders herum. Die Kinder holen sich in aller Regel den Streuer einfach, wenn sie einen regelrechten Salzhunger verspüren und ein Bedürfnis nach den darin steckenden Mineralstoffen haben. Wenn sie genug haben, hören sie auf mit der Schleckerei. Wenn Sie zurückblicken, werden Sie sicher feststellen, dass Sie selbst dem als Kind auch so nachgeben konnten. Und Sie können es wieder. Wenn Sie sich erinnern.

Ein Speiseplan ohne Plan

Auf den nächsten Seiten werde ich Sie nun auf einige Lebensmittel hinweisen, die sich erfahrungsgemäß positiv auf Ihren Hormonhaushalt auswirken. Dabei setze ich voraus, dass Sie beim Essen und Trinken in Ihrer Kinderwunschzeit (und auch danach) Ihren Instinkt am richtigen Platz belassen, nämlich am ersten vor allen anderen. Unter dieser einfachen Maßgabe können Sie Ihren Speiseplan dann nach Lust und Laune um das eine oder andere Element bereichern, und zwar ganz spielerisch. So wäre das rich-

SICH FÜR DAS BABY STÄRKEN

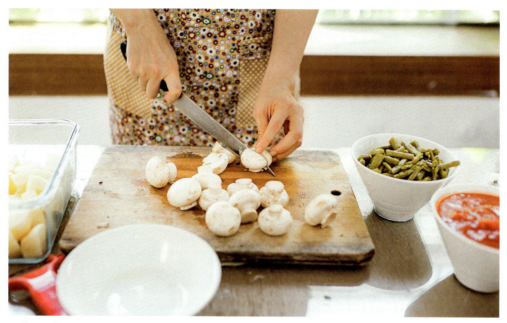

Selbst zubereitetes Essen aus frischen, hochwertigen Zutaten schmeckt nicht nur besser, sondern ist auch gesünder und ein Fest für die Sinne – und das schon beim Schnibbeln!

tig verstanden. Falsch verstanden wäre es, jeden Instinkt zu ignorieren und stattdessen verstandesmäßig einen vollkommen neuen Speiseplan aufzustellen, nach dem Sie sich und womöglich auch Ihr armer Mann ab sofort richten müssen. Das kommt vor. Ich erlebe es immer wieder in meiner Praxis, und zwar gar nicht so selten.

Bleiben Sie bei sich

Es scheint so, dass je größer die Verzweiflung um den Kinderwunsch ist, desto unsinniger fallen die Entscheidungen aus, was Ernährung anbelangt – ganz so, als könne man sich schwanger essen. Oder: ganz so, als würde der Verzicht auf einen einzigen Nährstoff (z. B. Zucker) oder ein Gläschen Bier am Abend bewirken, dass dies nun eine Zeugung bewirken könnte. In Gedanken steht das Weglassen eines Nahrungsmittels dabei für das Zünglein an der Waage, um eine Empfängnis zu ermöglichen.

BLOSS KEINE WEGLASS-LISTEN

Ich nenne solche Weglass-Listen Verzweiflungslisten. Diese haben die Eigenschaft, sich selbstständig bis ins Unermessliche zu verlängern, bis kein Raum mehr für etwas

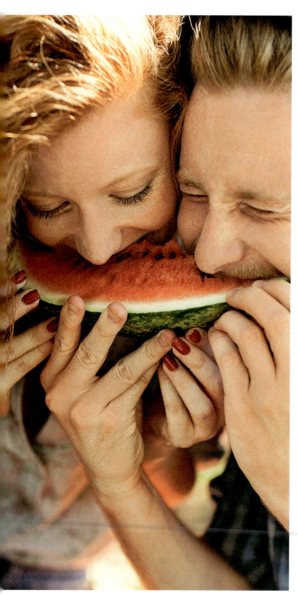

Gemeinsam genießen – ein Liebesritual voller Lust und Laune.

anderes, wirklich Vernünftiges bleibt, weil man fortwährend eine neue Zutat entdeckt, die man weglassen könnte. Eine solche Entwicklung beim Essen und Trinken im Kinderwunsch ist einfach nur bedauerlich, denn sie richtet Schaden an, indem sie stresst und sonst nichts. Falls Sie also eines Tages feststellen sollten, dass Sie sich auf dieser Einbahnstraße befinden, dann verlassen Sie sie so schnell wie möglich wieder. Kehren Sie zu sich selbst zurück, damit Sie wieder Freundin und Partnerin Ihres Körpers sein können, mit all Ihrer Liebe zu sich selbst und Ihren gesunden Instinkten.

Gelassenheit bewahren

Man kann heute in Sachen Ernährung wahrhaft eine Wissenschaft betreiben – allein mit dem Beobachten aller in Nahrungsmitteln vorkommenden Hormone und Hormonvorstufen. Wohin Sie auch schauen, immer wieder können Sie willentlich oder ohne es zu wollen davon etwas abbekommen. Damit meine ich nicht nur Tatsachen um nachweisbare Hormonschübe, die beispielsweise infolge des regelmäßigen Genusses von Phytohormonen in Lebensmitteln ausgelöst werden. Dabei finden sich Hormone oder ihre Vorstufen in den verschiedensten Lebensmitteln: in tierischen wie in pflanzlichen Fetten, in Hülsenfrüchten, Getreide und Brot, in Gemüse, in Milchprodukten, in Fisch, Fleisch und Eiern. Vorausgesetzt, Sie ernähren sich einigermaßen

> **TIPP**
>
> **GUT ESSEN IST GUT**
>
> Essen Sie so wie bisher auch, das ist auf jeden Fall gut für Sie.
> Nicht gut dagegen sind Stress, Nikotin und Alkohol im Übermaß. Essen Sie, um sich gut zu fühlen, nicht aber, um schneller schwanger zu werden. Das funktioniert nämlich nicht und lenkt Sie vom Wesentlichen ab.

ausgewogen und von frischen Produkten in einer guten Qualität und ohne Schadstoffbelastung durch Pflanzenschutzmittel (z. B. bei Gemüse und Obst) und Medikamente (z. B. bei Fleisch und Fisch), bekommen Sie alles an Nährstoffen, was Sie brauchen. Ernähren Sie sich also gerne weiter wie bisher und essen Sie nichts, um schneller schwanger zu werden. Sie können gut essen Ihrer Gesundheit zuliebe und um sich wohlzufühlen, denn das ist immer richtig. Sie können sich die genaue Beschäftigung mit Hormondiskussionen und Ernährung wirklich sparen.

Die Leber stärken

In der Alternativmedizin gilt: Die Leber macht's! Deshalb spielt sie auch in der Kinderwunschzeit eine so wichtige Rolle. Denn je besser dieses lebenswichtige Organ arbeiten kann, desto stärker sind Sie und umso besser ist Ihr Körper auf eine Empfängnis vorbereitet. Das liegt daran, dass die Leber an allen hormonellen Kreisläufen beteiligt ist. Sie bestimmt mit, ob Sie kraftvoll durch den Tag gehen oder sich müde und abgespannt fühlen, wie stark die Ausschüttung von Hormonen erfolgt und ob das sensible Verhältnis zwischen den verschiedenen Botenstoffen ausbalanciert ist.

Hormone natürlich beeinflussen

Für einen ausgewogenen Hormonspiegel ist daher die einfachste Formel: Wenn Sie sich wirklich etwas Gutes tun möchten, dann stärken Sie Ihre Leber. Alles weitere Gute geht dann von diesem Organ aus und Sie selbst brauchen sich keinen Kopf mehr über empfängnisfördernde Hormonkonzentrationen in Ihrem Körper zu machen.
Wenn Sie ein Mensch sind, der kraftvoll und lebenslustig durch den Tag geht und nachts gut schläft, dann ist Ihre Leber kraftvoll und Sie können alles so weiterlaufen lassen wie bisher. Sind Sie dagegen öfter abgespannt, gereizt und leiden unter Schlafproblemen, dann kann Ihre Leber etwas Unterstützung benötigen. Das geht ganz einfach.

Aktivierende Bitterstoffe

Alle Lebensmittel mit einem bitteren Geschmack wirken anregend auf die Leberfunktionen. Versuchen Sie deshalb, immer wieder einmal Nahrungsmittel mit bitteren

> **WICHTIG**
>
> **WAS BITTER ALLES KANN**
> - Bitter hilft beim Entsäuern.
> - Bitter regt Ihr Immunsystem an.
> - Bitter fördert die Verdauung.
> - Bitter vertreibt Heißhunger auf Zucker und Süßigkeiten.
> - Bitter macht satt.
> - Bitter hält jung.
> - Bitter hält die Leber fit.

Geschmacksanteilen in Ihre Mahlzeiten einzubauen. Dazu gehören zahlreiche Gemüse, Salate und Kräuter, einige Früchte oder auch wertvolle Pflanzenöle aus Leinsamen oder Walnüssen, die ganz nebenbei auch noch reich an sehr hochwertigen, gesunden Fettsäuren sind. Dazu gehören insbesondere die lebenswichtigen Omega-3-Fettsäuren, die der Körper nicht selbst herstellen kann und deshalb regelmäßig über die Nahrung zugeführt werden müssen.

Leider wurden aus zahlreichen Gemüsen und Salaten die meisten Bitterstoffe herausgezüchtet, weil sich Früchte und Gemüse mit einem süßen oder neutralen Geschmack einfach viel besser verkaufen lassen. So fehlen diese wertvollen Nahrungsbestandteile häufig, was der Gesundheit nicht unbedingt guttut. Dabei haben Bitterstoffe in der richtigen Dosis durchaus ihren geschmacklichen Charme. Integrieren Sie Ihrer Leber zuliebe deshalb immer wieder bitter schmeckende Nahrungsmittel in Ihre Mahlzeiten. Auch ein kleiner Magenbitter, wie ihn Uroma schon nach dem Essen genoss, ist erlaubt und fördert die Fettverdauung. Gesunde Bitterstoffe finden sich in vielen Lebensmitteln: Apfelschalen, Artischocken, Brokkoli, Chicorée, Endiviensalat, Grapefruit, Grünen Bohnen, Gurken, Kohl, Kräutertees, Limetten, Löwenzahn, Oliven, Orangen, Paprikaschoten, Pfefferminze, Radicchio, Rosenkohl, Rucola, Salbei, Spinat, Walnüssen, Wermut, Zitronen, Zucchini.

Zitrusfrüchte wie Orangen oder Zitronen enthalten viele leberstärkende Bitterstoffe.

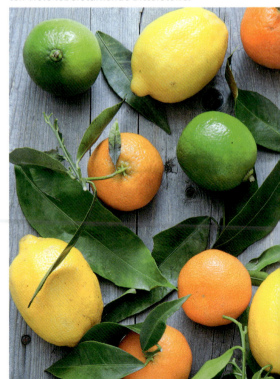

SICH FÜR DAS BABY STÄRKEN

Spezialhelfer: Möhrensaft

Dieses Wurzelgemüse ist eines der ersten Lebensmittel, das man einem Baby bei und nach dem Abstillen gegart und fein püriert als Beikost anbietet. Möhren sind hervorragend verträglich und gelten von alters her als Heilmittel. Voraussetzung dafür ist allerdings, dass Sie keine überzüchteten, mit Pestiziden belasteten Wurzeln aus dem Massenanbau, sondern »echte« Möhren aus dem Bio-Laden oder auch aus Nachbars liebevoll gepflegtem Bio-Garten verwenden. Karotten sind seit Generationen das ideale Mittel gegen jede Form einer Schwäche oder von Beschwerden des Verdauungsapparates, vom Sodbrennen bis hin zu Magengeschwüren. Darüber hinaus ist das gelb-orangefarbene Wurzelgemüse als frisch gepresster Saft ideal, um die Funktionen der Leber auf optimale Weise zu stärken.

TIPP

KLEINE TRINKKUR

Trinken Sie zur Leberstärkung drei Wochen lang jeden Morgen auf nüchternen Magen ein Glas mit frischem 150 ml Möhrensaft. Wenn Sie keinen Entsafter zum selbst Zubereiten haben, dann greifen Sie auf den Saft der Firma Voelkel zurück. Sie erhalten ihn im Reformhaus oder im Bioladen.

Spa für die Leber: Wärmflasche

Möchten Sie Ihrer Leber noch mehr Gutes tun? Dann entlasten Sie sie doch mit einem traditionellen Heilmittel. Dieses können Sie ganz bequem abends beim Fernsehgucken für eine Weile anwenden und geht ganz einfach mit einem warmen Leberwickel. Da die Leber um ein bis zwei Grad wärmer ist als der übrige Körper, kostet es sie immer Energie, diese Betriebstemperatur zu halten. Wenn Sie sie von dieser anstrengenden Aufgabe eine kleine Weile entlasten, kann sie sich in dieser Zeit viel besser um ihre eigentlichen Angelegenheiten kümmern: verdauen und entgiften sowie Signale aussenden, um die Vitaminversorgung und die Bildung verschiedener Hormone zu gewährleisten.

SO GEHTS:

Bevor Sie sich abends auf dem Sofa entspannen, bereiten Sie sich eine Wärmflasche vor und legen Sie dann über die Leber auf Ihre rechten Rippen. Wickeln sie eine dünne Decke darüber und lassen Sie anschließend die Wärme ihr wohltuendes Werk tun. Freuen Sie sich bei dem Gedanken, dass Ihre Leber nun wunderbar arbeiten kann.
Diese kleine Wohlfühl-Kur für die Leber ist besonders in den Wintermonaten oder an kalten Tagen sehr wirkungsvoll und auch angezeigt. Sie können die Wärmflasche übrigens so oft einsetzen, wie Sie möchten, und insbesondere immer dann, wenn Sie das Gefühl haben, Ihr Bauch ist kalt.

SALZ – DIE WÜRZE DES LEBENS

An dem Begriff »Salz des Lebens« ist viel dran, vor allem in der Kinderwunschzeit. Das Mineral hat einen großen Einfluss auf unseren Stoffwechsel.

In der Kinderwunschzeit spielt Salz in der Ernährung eine noch wichtigere Rolle als sonst. Der aus dem Meer oder Gestein gewonnene Mineralstoff nimmt einen direkten Einfluss auf den Wasserhaushalt des Körpers und auf alle Schleimhäute. Dies gilt insbesondere für die Gebärmutterschleimhaut und die der Eileiter, für die Fließfähigkeit des Zervixschleims am Muttermund, aber auch für die des Ejakulats Ihres Partners. All diese für die Realisation des Kinderwunsches lebenswichtigen »Fließ«-Voraussetzungen können Sie hervorragend durch Ihren Salzkonsum mit beeinflussen.

HEILMITTEL SALZ

Salz findet seit Jahrtausenden als Heilmittel Verwendung. Menschen reisen ans Meer oder besuchen Salzkurorte, um Heilung bei Hautkrankheiten, Atemwegserkrankungen oder Gelenkbeschwerden zu finden. Kurbäder bieten Trinkkuren an, geschwächte Menschen erhalten in der Notaufnahme oft gleich zu Beginn eine Infusion mit Kochsalzlösung. Als *Schüssler-Salze* stellen die Salzderivate eine eigene, sehr wirksame Therapieform dar. Vielleicht kennen Sie Salzlösungen als Nasenspray, zur Nasenspülung oder in Form von Halspastillen.
Innerlich angewendet wirkt Salz auf das Herz-Kreislauf-System und den Wasserhaushalt des Gewebes. Es reguliert den Blutdruck sowie den Nährstoffhaushalt und gibt Kraft nach schweißtreibenden Tätigkeiten.

»EMPFÄNGNIS ZU LEICHT!«

In den alten Schriften der Homöopathen befinden sich umfangreiche Beschreibungen der Heilwirkungen von Kochsalz. So beispielsweise diese Aussage einer Frau nach einer längeren Gabe von *Natrium chloratum* (homöopathischem Kochsalz): »Empfängnis zu leicht.« Was für ein Satz! Und wie schön er in Ihren Ohren klingen mag. Letztlich bedeutet das nichts anderes, als dass Salz enorm empfängnisfördernd wirkt. Das heißt nun nicht, dass Sie sich jede Mahlzeit versalzen sollen. Aber achten Sie gut auf Ihren Salzhunger. Ein gutes Salz kann Ihnen damit ein guter Partner sein, zum einen für Ihre Gesundheit, zum anderen insbesondere in der Kinderwunschzeit.

AUF DIE QUALITÄT KOMMT ES AN

Das gesündeste Salz ist das Meersalz. Es ist reich an wichtigen Mineralien, wie Kalium, Kalzium und Magnesium, sowie an essenziellen Spurenelementen wie Schwefel, Brom und Eisen. Auch Jod, Zink, Mangan und Selen sind darin enthalten.

Für das handelsübliche Salz wird zumeist Steinsalz gemahlen und raffiniert, bis es zu 100 Prozent aus Natriumchlorid besteht. Anschließend wird es gebleicht und mit Zusatzstoffen versetzt. Besonders die Rieselmittel in diesem »Speisesalz« können es in sich haben und schädigend wirken.

Ersetzen Sie handelsübliches Salz am besten durch ein natürliches Meersalz. Besonders empfehlenswert ist das wertvollste aller Salze, die sogenannte Salzblume, auch Flor de Sal oder Fleur de Sel genannt. Dabei handelt es sich um die allerersten zarten Babykristalle, die nur bei günstigem Wetter aus dem Meerwasser wachsen und dann mit der Hand geerntet werden. Schaffen Sie sich dafür eine Salzmühle an.

PFEFFER NICHT VERGESSEN

Wenn Sie möchten, können Sie sich zugleich eine gute Pfeffermühle zulegen. Denn auch auf Pfeffer sollten Sie keineswegs verzichten. Er regt neben den Verdauungsorganen die Bauchspeicheldrüse und vor allem die Leber an und damit auch die Hormonproduktion.

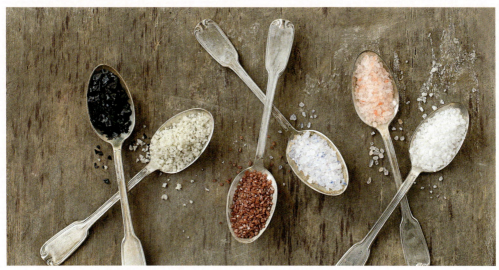

Reines naturbelassenes Salz ist ein Katalysator für zahlreiche Stoffwechselprozesse und damit eine lebenswichtige Zutat im Rahmen einer ausgewogenen Ernährung.

Die Vitaminfrage

Auch für alle Vitalstoffe, die Sie brauchen, um gesund zu bleiben und stark in der Kinderwunschzeit zu sein, gilt: Bei einer ausgewogenen Ernährung aus frischen, unbelasteten Zutaten und einem gesunden Instinkt für das, was Ihnen guttut, kann es kaum zu einer Mangelversorgung kommen. Trotzdem gibt es bei einem Kinderwunsch noch ein paar Spezialisten.

Bei Bedarf: Folsäure

Vitamin B 11 kommt hauptsächlich in Hefe sowie in Weizenkeimen und -kleie vor. Es kann vom Körper drei bis vier Monate lang gespeichert werden. Gerade aufgrund dieser Fähigkeit ist es bei einer halbwegs ausgewogenen Ernährung hierzulande kaum möglich, in einen Folsäuremangel zu geraten. Dennoch wird eine zusätzliche Versorgung häufig empfohlen. Begründet wird dies mit der Vermeidung einer sogenannten *Spina bifida*. Das ist eine Fehlentwicklung der Wirbelsäule beim Embryo, die statistisch gesehen in 800 Fällen pro Jahr zu einer Fehlgeburt führen kann. Ein Grund, weshalb früher die Gabe von Folsäure erst mit Beginn einer Schwangerschaft verschrieben wurde. Doch auch Frauen, welche die Antibabypille nehmen, haben einen höheren Bedarf an Folsäure. Letzteres ist die Ursache dafür, dass man das Vitamin bereits in der Kinderwunschzeit empfiehlt.

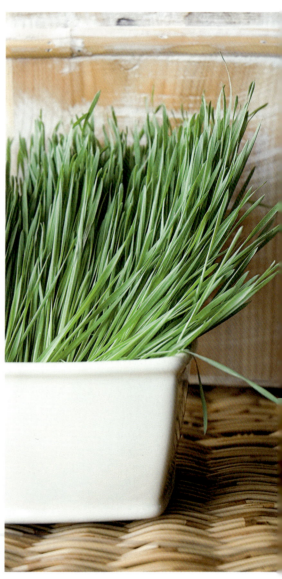

Die grünen Vitamin-B-Speicher aus Weizensaat können Sie ganz einfach selbst auf der Fensterbank ziehen.

VORSICHT MIT ÜBERDOSIERUNG

So kommt es aber bei vielen Frauen zu einer viel zu langen Einnahmezeit und vereinzelt zu drastisch erhöhten Folsäurespiegeln, die sich in Magen-Darm-Erkrankungen, aber auch in Depressionen zeigen können, in Schlafstörungen, Übererregung und Albträumen. Das Problem dabei sind jedoch nicht unbedingt diese Nebenwirkungen. Auf diese Weise wird unter Umständen auch ein Mangel an anderen wichtigen B-Vitaminen verschleiert, der unangenehme Folgen haben kann. Die prophylaktische Gabe von Folsäure ist also ein zweischneidiges Schwert. Gleichzeitig möchten Sie aber, dass es Ihnen und Ihrem Kind wirklich gut geht.

DEN BEDARF FESTSTELLEN LASSEN

Deshalb geht allem voran die Bestimmung Ihres Folsäurewertes. Diese Untersuchung wird selten von den Kassen übernommen. Doch eine Supplementierung ohne vorherige Bestimmung macht keinen Sinn. Insbesondere bei einem erhöhten Alkoholkonsum, Darmerkrankungen und Leberschwäche kann es zu einem höheren Bedarf an dem Vitamin kommen.

Ist der Folsäurespiegel tatsächlich zu niedrig, sollte man eingreifen. Allerdings nicht nur mit der Gabe von Vitamin B11, sondern aller B-Vitamine, da diese sich gegenseitig unterstützen. In leichteren Fällen kann man auch Hefe und Vollkornweizenprodukte in seinen Speiseplan aufnehmen. Ebenfalls

> **TIPP**
>
> **PAUSEN BEACHTEN**
>
> Legen Sie spätestens nach drei Monaten Folsäure-Einnahme eine ebenso lange Pause ein. Empfehlenswert ist *Solgar Megasorb B-Complex 50* ▶ siehe Seite 122. Präparate mit Jod brauchen Sie im Übrigen nicht.

empfehlenswert ist die Einnahme eines Vitamin-B-Komplexpräparats.

Ein Muss: Vitamin D

Im Winter sinkt auf der Nordhalbkugel der Erde die Empfängnisrate, im Sommer steigt sie wieder. Verantwortlich für diese Schwankungen der Fruchtbarkeit ist das Vitamin D. Sinkt sein Spiegel im Blut, dann lässt die Empfängnisbereitschaft nach.

WICHTIG FÜR DIE FRUCHTBARKEIT

Bei Frauen steht der Vitamin-D-Wert im engen Zusammenhang zu den Fruchtbarkeitshormonen Östrogen und Progesteron. Es hat Einfluss auf die Eizellreserve einer Frau – also die Menge an Eizellen, die im Laufe eines Frauenlebens produziert werden. Bei einem Mangel entstehen erhöhte Testosteronwerte, die bei Frauen in den Eierstöcken und Nebennieren produziert werden. Beim Mann wiederum beeinträchtigt ein Mangel an Vitamin D die Spermienaktivität und mindert den Testosteronwert, was seine Fruchtbarkeit schwächt.

Fast alle meiner Patientinnen mit Kinderwunsch haben, wenn sie das erste Mal in meine Praxis kommen, nicht nur einen einfachen Mangel an Vitamin D, sondern sogar einen gravierenden. Das wollte ich zunächst nicht so gerne wahrhaben, da ich keine große Freundin von arzneilichen Ergänzungen bin. Es verhielt sich aber tatsächlich so, das bestätigten die Blutwerte. Bei einigen Frauen war der Wert so niedrig, dass er kaum nachweisbar war. Von allen meinen Patientinnen hatten nur fünf keinen Mangel, sie alle wohnten in sonnigen Regionen.

INFO

VITAMIN-D-BESTIMMUNG
Lassen Sie gleich zu Anfang der Kinderwunschzeit den Vitamin-D-Spiegel untersuchen, noch lange bevor irgendetwas anderes untersucht wird. Sie können Ihren Arzt fragen, aber auch einige Apotheken bieten diesen Test für ihre Kunden an. Wenn Sie möchten, können Sie Ihren persönlichen Bedarf auch bequem selbst zu Hause testen, zum Beispiel mit dem Vitamin-D-Bluttest von medivere diagnostics ▸ siehe Seite 123.

Für uns Nordeuropäer gilt: Die Sonne scheint nicht lange und intensiv genug, um den für die Gesundheit wichtigen Jahresvorrat des Sonnenvitamins zu gewährleisten. Insbesondere zwischen Erntedank und Ostern kommt es zu Mangelerscheinungen.

HELFER IM HORMONHAUSHALT

Bei Vitamin D handelt es sich im Grunde um ein Steoridhormon ebenso wie Östrogen, Gestagen oder Testosteron. Dabei wirkt sich offenbar ein ausbalancierter Vitamin-D-Spiegel stabilisierend auf alle anderen Hormone aus. Aus diesem Grund sollte man zuerst für einen ausgewogenen Vitamin-D-Haushalt sorgen. Die Bestimmung des individuellen Vitamin-D-Wertes steht daher am Anfang. Sollte ein Mangel vorliegen, empfiehlt sich, sofern man die Möglichkeit dazu hat, ein Urlaub in der Sonne. Aber auch durch den Verzehr bestimmter Nahrungsmittel oder notfalls auch der Gabe von arzneilichem Vitamin D 3 können die Defizite im Blut rasch ausgeglichen werden und die Fruchtbarkeit so gesteigert werden.

DIE SONNE ALS VITAMIN-D-QUELLE

Etwa von April bis September hat die Sonne hierzulande je nach Region meist ausreichend Kraft, unsere Haut leicht zu bräunen und somit die Bildung von Vitamin D anzuregen. Hierzu benötigt der Körper allerdings das Fett Cholesterin. Während alle Welt mahnt, auf niedrige Cholesterinwerte zu achten, verhält sich dies in der Kinderwunschzeit genau andersherum. Den meisten meiner Patientinnen fehlt dieser Stoff tatsächlich in ausreichendem Maß. Geht man jedoch von einem ausreichenden Cholesterinspiegel und einer entsprechenden Intensität der Sonnenbestrahlung aus, so benötigt der Körper noch etwa acht Stunden, um die so entstandene Vorstufe des Vitamins D über die Blutbahn zur Leber zu schleusen. Leider gehen die meisten Menschen nach dem Sonnenbad unter die Dusche und seifen so die Voraussetzungen für einen gesunden Vitamin-D-Schub regelrecht in den Abfluss.

VITAMIN D FÜR DIE EIZELLRESERVE

Die Eizellreserve einer Frau wird zum Teil in ihrer embryonalen Phase im Mutterleib gebildet. Sie verbraucht sich dann mit beginnender Menstruation im Lauf des Frauenlebens. US-amerikanische Ärzte fanden nun heraus, dass ein Teil der Eizellen vom Körper nachgebildet werden kann. So bildete eine Patientin, die nach intensiver Bestrahlungstherapie keinerlei Eizellen mehr nachweisen konnte, nach einer Knochenmarkspende tatsächlich neue. Für diese Neubildung sind Stoffwechselprozesse in den großen Röhrenknochen zuständig. Diese laufen immer dann reibungslos ab, wie die Wissenschaftler feststellten, wenn im Körper ausreichend Vitamin D, Kalzium und Cholesterin vorhanden sind.

TIPP

MEHR SONNENVITAMIN!
- Bei Verwendung von Cremes mit Lichtschutzfaktor 15 ist die Vitamin-D-Versorgung um 99,5 Prozent reduziert. Verzichten Sie auf Sonnenschutzmittel und gehen Sie nach kurzer Besonnungszeit wieder in den Schatten.
- Essen Sie mindestens einmal in der Woche Seefisch.
- Essen Sie Eier von Weidehühnern.
- Genießen Sie Fleisch von Weiderindern und ab und zu ein Stück Leber.
- Greifen Sie lieber zu Butter anstatt zu dem Kunstprodukt Margarine.
- Duschen Sie nicht gleich nach jedem Sonnenbad.

VITAMIN D IN DER NAHRUNG

In meiner Kindheit gab es jeden Freitag Fisch zu Mittag. Das war so üblich und alle hielten sich daran. Vorher ging meine Oma mit mir zum Markt, kaufte frischen Fisch, den sie dann für meine ganze Familie zubereitete. Auch wenn dies teilweise eine recht kostspielige Angelegenheit war, so war meiner Oma der Freitags-Fisch sehr wichtig. Sie wusste um den gesundheitlichen Wert von frischem Seefisch und stellte deshalb in schöner Regelmäßigkeit sicher, dass wir alle

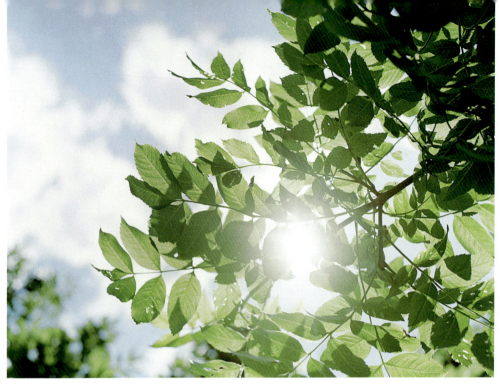

Die beste natürliche Vitamin D-Quelle ist das Sonnenlicht. Genießen Sie dieses regelmäßig und in einer solchen Intensität, dass sie Ihrer Haut guttut und die Laune hebt.

– Groß und Klein – regelmäßig welchen bekamen. Samstags gab es dafür einen einfachen Eintopf, um die Haushaltskasse auf diese Weise wieder zu entlasten.
Wie klug war doch meine Großmutter! Sie musste wie so viele andere Frauen in den Kriegs- und in den Not- und Hungerzeiten danach die fatalen Auswirkungen von Mangelernährung erleben. Das wollte sie uns nicht erleben lassen. Auch wenn sie keine studierte Ernährungswissenschaftlerin war, sorgte sie intuitiv dafür, dass wir durch den Seefisch gut mit Vitamin D versorgt waren.

Auch meine Tante hatte immer einen großen Eimer Salzheringe im Keller, die sie aufs Köstlichste zuzubereiten verstand. Es gab Brotaufstriche, Rollmöpse, Bratheringe, Sahnehering, eingelegten Matjes, aus denen auch immer wieder herrliche Fischbrötchen gezaubert wurden. Die Krönung war ab und zu ein Stückchen Räucheraal – der wie man heute weiß beste Vitamin-D-Lieferant.
Um einem Mangel vorzubeugen, können wir uns an diese gesunden Kochtraditionen anlehnen. Und wenn man unterwegs isst, kann man beim Italiener eine Thunfischpiz-

SICH FÜR DAS BABY STÄRKEN

za bestellen, ein Matjesbrötchen auf die Hand essen oder für das Abendbrot etwas Räucherfisch besorgen. Folgende Lebensmittel sind auch gute Vitamin-D-Lieferanten:

- Milchprodukte, vor allem frische Butter, Quark und Käse.
- Auch einige Gemüse und Pilze enthalten Vitamin D, wenn auch nicht viel. Dazu gehören: Avocados, Steinpilze, Pfifferlinge, Champignons.
- Vitamin D ist fettlöslich. Geben Sie, wenn es passt, immer ein wenig Öl oder Butter zum Gemüse oder überbacken es mit Käse.
- Rindfleisch, Kalbfleisch, Leber und auch Eier können beachtliche Mengen an Vitamin D enthalten. Dabei sollten sich die Tiere, die sie liefern, viel in der Sonne aufgehalten haben (Weidetiere).

TIPP

MEHR LICHT!

Sorgen Sie dafür, dass Sie in der wärmeren Jahreszeit ab dem Frühsommer zweimal in der Woche ein kleines Sonnenbad genießen. Machen Sie mittags, wenn die Sonneneinstrahlung am höchsten ist, einen halbstündigen Spaziergang. Ergänzen Sie außerdem Ihren Speiseplan um das Sonnenvitamin. Gelingt dies nicht immer, ergänzen Sie durch Präparate.

VITAMIN D IN ARZNEIFORM

Den persönlichen Vitamin-D-Bedarf zuerst durch Sonnenzeiten und dann durch die Ernährung mit den entsprechenden Lebensmitteln zu decken ist natürlich das Nonplusultra – und zwar in genau dieser Reihenfolge. Bestenfalls bezieht Ihr Körper 80 Prozent Ihres Vitamin-D-Bedarfs aus dem Sonnenlicht, den Rest aus der Nahrung.

Sollte es Ihnen nicht gelingen, Ihren Vitamin-D-Spiegel auf diese natürliche Weise auszugleichen, bleibt die Möglichkeit, das Vitamin in arzneilicher Form zu sich zu nehmen. Dazu empfehle ich Ihnen untenstehend zwei bewährte Präparate. Die Dosierungsvorschläge vieler Experten variieren dabei sehr und erscheinen mir teilweise enorm hoch. Sie haben sich in meiner Praxis auch nicht als sehr wirksam erwiesen. Richtig ist, dass eine Gabe von zwei Mal wöchentlich besser wirkt als eine tägliche Einnahme. Eine bewährte Dosierung während der Wintermonate ist beispielsweise die Einnahme des Präparats *Vitamin D 3 Hevert* (1000 IE). Nehmen Sie es zwei Mal pro Woche zum Essen – Vitamin D ist fettlöslich und benötigt daher Fett aus einer Mahlzeit – jeweils 1 bis 3 Tabletten ein.

Noch eleganter, weil besser zu verstoffwechseln, ist die Vitamin D-Supplementierung über hochwertigen Lebertran. Ich empfehle *Blue Ice Fermentierter Lebertran (Green Pasture)* ▶ siehe Seite 122. Nehmen Sie zweimal pro Woche eine Kapsel ein.

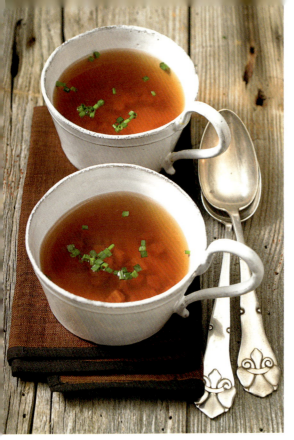

Leere Mineralstoffspeicher füllen Sie auf gesunde Weise mit einer würzigen Brühe wieder auf.

Die richtige Trinkmenge

Jeder Mensch soll immer ausreichend trinken. Wieviel jeder von uns aber wirklich braucht, ist individuell ganz unterschiedlich, denn kaum ein Stoffwechsel gleicht einem anderen. Also gleicht auch der individuelle Tagesbedarf keinem anderen. Hier wären wir auch schon beim Kern: Die tägliche Trinkmenge sollte ausgewogen sein. Es sollte ein echtes *Bedürfnis* nach Flüssigkeit vorhanden sein, nicht aber der Vorsatz, unbedingt drei Liter Wasser am Tag zu trinken. Dabei halte ich es für absolut begrüßenswert, dass jeder Erwachsene und besonders auch Kinder immer eine kleine Flasche für unterwegs bei sich haben. So ist stets eine gesunde und ausreichende Flüssigkeitsversorgung gewährleistet.

Zu viel schwemmt aus

Dieser »Drei-Liter-täglich-Trend« aber kam zeitgleich mit der Mode der verschiedenen Wässer in den Supermärkten auf. Er hat den Nachteil, bei manchen Menschen zu einem andauernden Mineralienverlust zu führen. Das ist vor allem der Fall, wenn Angst mit im Spiel ist oder der Ehrgeiz, die empfohlene Trinkmenge am Tag unbedingt schaffen zu wollen. Manche meiner Patientinnen bringen so etwas hin und wieder fertig. Um schwanger zu werden, möchten sie möglichst gesund leben und alles richtig machen. Doch anstatt ihre Gesundheit zu stärken, beginnen sie stattdessen unter Mangelerscheinungen zu leiden. Es ist nämlich so: Je mehr Wasser Sie trinken, desto mehr wertvolle Mineralstoffe, die Ihr Körper zum Gesundsein braucht, scheiden Sie anschließend auch aus. Und diese müssen dann wieder ersetzt werden. Es geschieht dasselbe wie nach einem Saunabesuch. Sie schwitzen ordentlich, danach trinken Sie reichlich. Zu Hause haben Sie dann wahrscheinlich Lust auf etwas Salziges und sehr Mineralstoffrei-

SICH FÜR DAS BABY STÄRKEN

> **WICHTIG**
>
> **ENTSPANNT BLEIBEN**
> Denken Sie daran: Sie können grundsätzlich auch erst einmal NICHTS tun, um eine Empfängnis zu begünstigen. Was immer Sie in der Kinderwunschzeit an Ihrem Leben ändern: Tun Sie immer nur etwas Gutes für Ihre Gesundheit und nennen Sie das gerne Ihre persönliche Spa-Behandlung.

ches, wie eine würzige Brühe. Damit können Sie das entstandene Mineraliendefizit unmittelbar wieder ausgleichen.

TRINKEN NUR NACH BEDARF

Wenn meine Patientinnen aber auf dem Weg zu mir ihre Wasserflasche auf dem Beifahrersitz haben und während der Fahrt fortwährend daraus trinken, um dann während der Anamnese ständig auf die Toilette zu müssen, komme ich zwangsläufig ins Grübeln, wie viele Mineralien ihnen jetzt wohl fehlen werden. Falls auch Sie täglich an an einem solchen Drei-Liter-Wettbewerb teilnehmen, dann können Sie von einem chronischen Mineralstoffmangel ausgehen. Aber: Nein, Sie sollen nun auch nicht zu wenig trinken. Dazu können Sie auch ruhig einmal ein Glas Wasser trinken, ohne großen Durst zu haben. Mehr aber auch nicht.

Ihre Flüssigkeitszufuhr sollte auf einen kleinen oder großen Durst folgen, nicht aber auf einen verstandesmäßigen Vorsatz hin. Wasser aus der Leitung ist in unseren Breiten übrigens oft von sehr guter Qualität. Erkundigen Sie sich zur Sicherheit bei Ihrem Wasserwirtschaftsamt. Falls Sie doch lieber aus der Flasche trinken, bitte nur zu Wasser aus Glasflaschen greifen. Plastik enthält viele Weichmacher, die ungünstig auf den Hormonhaushalt wirken.

Und dann noch ein Tipp

Eigentlich ist dies ein Anti-Tipp, der folgendermaßen lautet: Verstricken Sie sich bitte nicht in die unendlich vielen kleinen Tipps und Tricks zur Verbesserung Ihrer Fruchtbarkeit. Das lenkt nur vom Wesentlichen ab und Sie verlieren Ihre Gelassenheit. Außerdem könnte Ihre Liste mit guten Ratschlägen versehentlich immer länger werden, bis Sie sich fragen: Wer hat hier eigentlich wen im Griff? Ich die Liste oder die Liste mich?

> »Leben Sie gut, geben Sie Ihren Instinkten Freiraum und essen und trinken Sie nach Lust und Laune.«

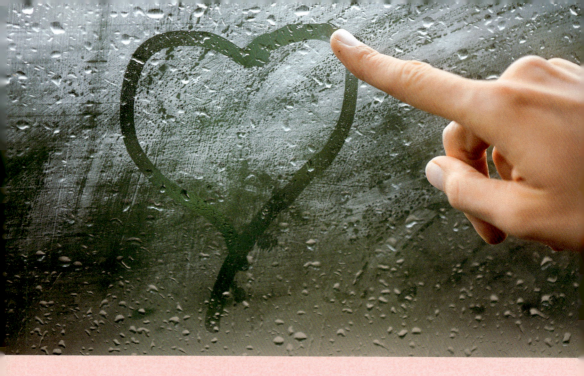

DEN MANN UNTERSTÜTZEN

Männer können in der Kinderwunschzeit in eine für sie ziemlich stressige Situation geraten. Sie sind auf ihre biologische Art und Weise »Macher« und erwarten in der Situation des Kinderwunschs von sich selbst, zu zeugen. Es ist in diesem Zusammenhang hilfreich, wenn sich die Wunscheltern beide darüber im Klaren sind, dass man ein Baby nicht wirklich »machen« kann und dass es den »goldenen Schuss« nicht gibt.

Der entscheidende Faktor

In die nähere Betrachtung geraten naturgemäß nun aber die Spermien, von denen Sie beide vielleicht das eine oder andere wissen und vieles auch überhaupt nicht. Auch in den Wissenschaften und der Medizin fischt man hier immer noch in weiten Bereichen im Trüben und manche Feststellung gründet auf reinen Hypothesen.

Die Kraft, zu zeugen

Was ist nun an diesen Spermien so besonders, die doch unter dem Mikroskop alle fast gleich aussehen? Wissenschaftler vermuten, dass zur Befruchtung einer Eizelle nur ein einziges ausgereiftes und leistungsfähiges Spermium benötigt wird. Aber das weiß man eben nicht wirklich. Ebenso möglich ist es, dass auch ein vertrödelter Spätzünder an allen anderen kleinen Kriegern vorbeizieht und die Eizelle befruchtet. Alle Spermien zusammen fungieren darüber hinaus wesentlich intelligenter als gemeinhin angenommen. Ihr Zusammenwirken kann man in gewisser Hinsicht mit dem eines Ameisenhaufens vergleichen: Tatsächlich sind auch Spermien Teamworker mit unterschiedlichen Aufgaben und ändern bei Bedarf sogar ihre Funktionen. Hier begegnen wir der unfassbaren Intelligenz der Natur und der Kraft des Fortpflanzungsbestrebens. Wir tun gut daran, uns vor ihr zu verneigen, anstatt ihr mit Tricks das eine oder andere Schnippchen schlagen zu wollen.

BLOSS KEIN DRUCK!

Eine sinnvolle Unterstützung Ihres Mannes in der Kinderwunschzeit hat daher im Wesentlichen zwei Säulen: Lassen Sie ihn bitte auf gar keinen Fall in einen Zeugungsleistungsdruck geraten. Helfen Sie stattdessen lieber dabei, seine Gesundheit zu schützen und zu stärken, sodass auch seine Fortpflanzungskraft stark bleibt.

INFO

STECKBRIEF SPERMIEN
- Menge eines Ejakulats: 2 bis 6 Milliliter
- Davon Spermienanteil: 3 bis 5 Prozent
- Von 300 Millionen Spermien zeugen nur etwa 300
- Tägliche Spermienproduktion: 100 Millionen
- pH-Wert: 5,5 bis 8,5
- Lebenserwartung: etwa ein Monat
- Geschwindigkeit: 3 bis 4 Millimeter pro Minute
- Überlebensdauer in der Vagina: einige Stunden
- Überlebensdauer in der Gebärmutter: bis zu sieben Tage

Was Spermien schwächt

Spermien können durch zahlreiche unterschiedliche Faktoren geschwächt werden. Diese lassen sich zum Großteil vermeiden.

Stress und Erwartungsdruck

Steht der Mann in seinem Alltag unter starkem beruflichen oder lastet vielleicht ein zu hoher Erwartungsdruck als Erzeuger auf ihm, so baut sein Körper kurzerhand Sexualhormone in Stressbotenstoffe um.

Wochenendehe

Bei wiederholten räumlichen Trennungen eines Paares wird die Kommunikation der Körper von Mann und Frau unterbrochen. Die männlichen Sexualhormone können dann nicht mehr auf die subtilen Änderungen der weiblichen Geschlechtshormone reagieren. Hier wird nicht gezeugt, weil der »Krieg der Spermien« fortwährend aufs Neue beginnt.

Schichtarbeit

Jeder Mensch hat seinen natürlichen Biorhythmus. Damit dieser im Takt bleibt und die tageszeitenabhängige Hormonproduktion optimal unterstützen kann, benötigt er seinen geregelten Ablauf. Dieser ist an einen bestimmten, vom Tageslicht gesteuerten Tag- und Nacht-Rhythmus angepasst. Abweichungen im Lebensstil zum Beispiel durch Schichtarbeit wirken sich immer auf die Hormonebalance aus.

Durchblutungsstörungen

Je besser die Durchblutung eines Organs, desto besser kann es funktionieren. Manche Männer haben Krampfadern in den Hoden, sogenannte Varicocelen. Diese können – müssen aber nicht – die Heranreifung der Spermien stören oder auch die Ejakulation stören. Hier kann eine Verödungsbehandlung angezeigt sein. Bei Schmerzen sollten Sie einen Arzt aufsuchen und sich mit ihm beraten.

Infektionen

Es kann vorkommen, dass beim Mann ein Infekt vorliegt. Indbesondere in den Hoden können unbemerkte Infektionen verborgen sein, die sich nicht durch spürbare Symptome äußern. Diese erkennt allerdings ein Urologe oder Androloge (Spezialist für Männermedizin) an eventuell vorhandenen Bakterien oder vermehrt vorkommenden weißen Blutkörperchen im Ejakulat. Infektionen schwächen die Spermien. Achten Sie also darauf, dass diese Werte im Falle einer Spermienuntersuchung mit geprüft werden.

Strahlung

Ein Kontakt mit einer dauerhaften elektromagnetischen Strahlung, zum Beispiel durch das ständige Tragen eines Handys in der Hosentasche, verkürzt nachweislich die Lebensdauer der Spermien.

Weichmacher

Weichmacher als Umweltgifte (beispielsweise in Plastikflaschen) verhalten sich wie Östrogene, die das Hormonsystem von Männern, aber auch von Frauen irritieren und schwächen. Für den Mann ist das insofern noch gravierender, weil überdosiertes Östrogen seine Gesundheit schwächt. Vermeiden Sie daher möglichst Plastikverpackungen, auch eingeschweißte Lebensmittel, und trinken sie nur Getränke aus Glasflaschen. Das gilt für Frauen auch für die Schwangerschaft und das erste Babyjahr.

Arzneimittel

Auch zahlreiche Medikamente können die Spermienqualität verschlechtern. Von Antibiotika ist das bereits bekannt und nachgewiesen, von Antidepressiva weniger. Was viele Männer (und Frauen) auch nicht wissen: Einige Haarwuchsmittel verschlechtern die Zeugungsfähigkeit.

INFO

SPERMIEN-MYTHEN

Vermutlich alle anderen Theorien, die Sie bisher zum Thema schwache Spermien gehört haben, sind Mythen und daher zu vernachlässigen: So stimmt es zwar, dass die Sitzheizung im Auto oder die Sauna die Hoden vorübergehend erwärmen und ihnen so ein weniger günstiges Klima beschert. Schon kurz darauf aber reagiert der Körper auf diesen Stress, indem er durch die körpereigene Temperaturregelung stärker dagegensteuert als zuvor. Fast könnte man sagen, der Körper passt nun besser auf.
Ebenso verhält es sich bei der Einengung der Hoden durch langes Fahrradfahren. Das ist nicht besonders angenehm, sie erholen sich danach aber rasch wieder.

Was Spermien stark macht

Die Qualität der Spermien lässt sich durch verschiedene einfach anwendbare Maßnahmen positiv beeinflussen.

Liebe, Liebe, Liebe

Spermien leben immer auf, wenn ein Mann frisch in seine Frau verliebt ist und wenn er sich sicher sein kann, dass diese eine Frau auch wirklich »seine« Frau ist. Der männliche Samen reagiert dann sehr kraftvoll und mit verstärkter Aktivität auf den nahenden Eisprung der Partnerin. Daher ist es überaus wichtig, dass Sie in dieser Zeit auch wirklich in der Nähe Ihres Mannes sind. Wochenendpaare und getrennt schlafende Partner haben eine deutlich schlechtere Prognose, zum Wunschziel zu kommen.

Keine Sexpausen

Jede Ejakulation erhöht den Testosteronspiegel. Die Annahme, dass durch Karenzen Sperma »bis zum richtigen Zeitpunkt« aufgespart werden könnte, ist falsch und überaus kontraproduktiv. Je zwangloser und regelmäßiger ejakuliert wird, desto besser.

Der Weg ist das Ziel

Spermien fühlen sich in der Gebärmutter äußerst wohl. Im Gegensatz zur Vagina, in der ein für den männlichen Samen eher ungünstiges Milieu herrscht, ist das in der Gebärmutter angenehm und dem Überleben förderlich. Deshalb »sehen Spermien auch zu«, dass sie möglichst rasch dorthin gelangen. Unterstützen können Sie dies ganz einfach: Findet der Orgasmus der Frau unmittelbar nach der Ejakulation statt, kann die Gebärmutter das gesamte Ejakulat wie ein Saugnapf in ihr Inneres ziehen.

Spermiogramm

Grundsätzlich sollte auch einmal ein Arzt einen Blick auf die Spermiengesundheit des Mannes werfen. Ein Spermiogramm ist allerdings immer nur eine Momentaufnahme, durch die man aber immerhin rudimentär prüfen kann, ob beim Mann alles in Ordnung ist. Dazu sollte naturgegeben das Ejakulat vorhanden sein, einige Spermien auch, und der pH-Wert sollte sich in einem gesunden Bereich befinden. Zudem sollte das Ejakulat durch ärztlichen Nachweis frei von Bakterien und Leukozyten sein.

Alle anderen Parameter für die Spermiengesundheit schwanken individuell. Das ist ähnlich wie beim Prüfen des Blutdrucks: Nur eine einzige Messung sagt gar nichts aus und kein Arzt würde daraus eine finale Diagnose ableiten. Gibt der Blutdruck Anlass zur weiteren Beobachtung, misst man über einen längeren Zeitraum immer wieder einmal. Bei Spermiogrammen verhält sich das ebenso. Ein Urologe oder Androloge kann weitere Spermienuntersuchungen durchführen. Das kann Ihr Mann aber auch selbst übernehmen ▶ siehe Kasten.

SICH NICHT VERUNSICHERN LASSEN

Wird ein Spermiogramm als suboptimal befunden, bewirkt dies meist zwei Dinge: Der Mann fühlt sich hilflos, wobei ihm vom Arzt nicht geholfen werden kann. Die Frau kompensiert dies in aller Regel, indem sie sich anschließend selbst regelrecht überzutherapieren beginnt. Das ist keine Strategie, die funktioniert. Spermiogramme schwanken stark und die Auswertungen ebenfalls. Man benötigt also häufigere Untersuchungen. Ich betreue in meiner Praxis einige Männer, die sich aus diesem Grunde ein Mikroskop angeschafft haben, um ab zu auch selbst einen Blick auf ihre Spermien zu werfen. So erhalten sie eine genauere Einschätzung ihrer Spermienqualität und das gemeinsame Betrachten kann eine durchaus verbindende und unterhaltsame Abwechslung vom Kinderwunschstress sein.

TIPP

DER EIGENE BLICK

Rund 120 Euro kostet ein USB-Mikroskop, von dem aus man das Ejakulat des Mannes sofort auf einen PC-Monitor schicken kann. Diese Videos kann man speichern und dann (mithilfe einer Kinderwunsch-Therapeutin oder eines Arztes) vergleichen.

Gesunde Prostata

Je gesünder die Prostata und je besser diese durchblutet ist, desto intensiver findet auch die Spermienproduktion in den Hoden statt. Eine regelmäßige, anregende Massage der Reflexzone der Prostata wirkt hier äußerst stimulierend. Die Anwendung wirkt sich aber nicht nur positiv auf die Anzahl der neu gebildeten Spermien aus, sondern erhöht zugleich den Testosteronspiegel des Mannes. Das wiederum hat unmittelbar Auswirkungen auf die sexuelle Ansprechbarkeit und auch die Lust Ihres Partners, weshalb die Prostatamassage besser ist als manches liebesfördernde Aphrodisiakum.

STIMULIERENDE MASSAGE

Die Prostata spielt also für die Sexualität wie auch für die Zusammensetzung und Qualität des Ejakulats eine wichtige Rolle. Eine Massage der Vorsteherdrüse gehört in vielen Völkern seit Jahrhunderten zum Naturheilkanon. So massiert man zur Heilung ebenso wie zur Stärkung der Manneskraft. Die traditionelle Massage der Prostata erfolgte wie auch die ärztliche Untersuchung heutzutage durch den Enddarm und war beziehungsweise ist daher nicht unbedingt beliebt bei den Männern. Heute wissen wir, dass auch die Massage der außen liegenden Reflexzonen verlässlich Wirkungen zeigt. Das Beste daran: Der Mann kann sich selbst massieren und so den Druck selbst bestimmen, je nachdem, wie es ihm angenehm ist.

SO GEHTS

Die Reflexzone der Prostata befindet sich am Damm (Beckenboden) im Bereich zwischen After und Hoden. Massiert wird mit etwas stärkerem Druck in einer Zickzack-Linie vom After zu den Hoden hin. Anschließend streicht man in einer geraden Linie mit sanfterem Druck nach vorne aus. Diese Massagegriffe werden einige Male wiederholt, was insgesamt nur ein bis zwei Minuten dauert.

Der Mann kann diese sich sehr angenehm anfühlende Anwendung praktischerweise auch in seine tägliche Körperpflege integrieren – beispielsweise morgens unter der Dusche. Ich empfehle zu diesem Zweck gerne ein Stück Seife mit leicht abgerundeten Ecken. Leicht angefeuchtet gleitet diese besser über die Reflexzonenpartie als die bloßen Finger. Auch das Wechseln zwischen dem etwas stärkeren Druck bei den Zickzack-Bewegungen beim Massieren und dem anschließenden leichteren Ausstreichen nach vorne gelingt damit besser. Um mehr Druck zu erzeugen, massiert man eher mit einer abgerundeten Ecke der Seife. Zum Ausstreichen gleitet man mit der kurzen Seite über den Damm.

Die Prostatamassage geht wirklich schnell, noch fixer als das Zähneputzen, und ist so gesehen sehr männergerecht – ohne viel Schnörkel und Drumherum – einfach in das tägliche Körperpflegeritual integriert und nach Beleben und Bedarf anzuwenden.

WUNDERMITTEL: INGWER-KUR

Gar nicht so selten bestehen Fruchtbarkeit hemmende Entzündungen in den Fortpflanzungsorganen des Mannes. Sie können gut selbst behandelt werden.

Das Dumme ist: Oft wird bei einem Spermiogramm ohne einen konkreten Anlass nicht auf Entzündungen hin untersucht. Dabei unterscheidet man sichtbare Infektionen von verdeckten. Meiner Erfahrung nach ist die Dunkelziffer bei chronisch vorliegenden Entzündungen recht hoch. Sollten Sie an einer akuten Infektion des Urogenitalbereichs leiden, gehören Sie in die Hände eines Facharztes, der Sie mit einem entsprechenden Antibiotikum behandeln wird.

EIN ALTES HAUSMITTEL

Sollten Sie folgenden Symptome bei sich feststellen, können Sie sich mit einem sehr wirksamen Hausmittel selbst helfen:
- bei früheren Entzündungen der Harnwegs- oder Geschlechtsorgane
- bei gelegentlicher leichter Reizung
- bei suboptimaler Spermienqualität über einen längeren Zeitraum

Machen Sie dann eine Kur mit Ingwersuppe. Die gesunde Knolle ist ein natürliches Antibiotikum. Eine Ingwer-Kur entgiftet und wirkt entzündungshemmend – ganz ohne Nebenwirkungen.

REZEPT INGWERSUPPE

1 Ingwerknolle schälen und klein schneiden. 1 Paprikaschote waschen, putzen und zerkleinern. 2 bis 3 Knoblauchzehen abziehen und fein würfeln. Anschließend alle Zutaten mit 1,5 l Wasser in einen Topf geben, zum Kochen bringen und die Suppe bei kleiner Hitze in 1 bis 3 Stunden garen. Durch ein Sieb abseihen und den klaren Sud zurück in den Topf geben. Mit etwas Butter und Mehl binden, Salz und Paprikapulver würzen und etwas Weißwein und Sahne verfeinern.

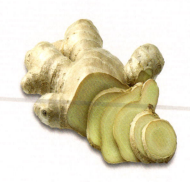

Mikronährstoffe für den Mann

Der Mittelteil der Spermien ist ihre sogenannte Speisekammer. Je besser diese gefüllt ist, desto kraftvoller bewegen sich die Spermien, desto weiter kommen sie und desto länger leben sie. Wichtig: eine ausgewogene, nährstoffreiche Ernährungsweise, mit der sie die Spermien »füttern«.

Besonders Männer sind schnell unlustig, wenn sie ihre Ernährung hin zu gesünder und ausgewogener ändern sollen. Sie tun das dann zwar, viele von ihnen sind aber nicht wirklich glücklich damit. Es gibt auch einige Nahrungsergänzungsmittel, die im Zusammenhang mit einer besseren Spermienqulität empfohlen werden wie *Orthomol* oder *Profertil*. Was in meiner Praxis dabei aber leider ausbleibt, sind Erfolgsmeldungen der Männer nach einigen Monaten der Einnahme solcher Produkte. Es kann auch geschehen, dass sich meine Patienten durchs Internet googeln und die Liste ihrer »Fruchtbarkeitszutaten« immer länger wird. Das lässt sich vermeiden, indem man sich auf das Wesentliche konzentriert.

GEZIELTE NÄHRSTOFFGABEN

In meiner Praxis gebe ich gezielt das, was fehlt und wirkt. Wichtige Mikronährstoffe für die männliche Fertilität sind:

- Zink: Das Spurenelement spielt eine wichtige Rolle für Fruchtbarkeit und Fortpflanzung. Es ist beteiligt am Aufbau der Erbsubstanz (DNA) und am Zellwachstum. Zink hilft auch, einen gesunden Testosteronspiegel beim Mann zu erhalten.
- B-Vitamine fördern die Spermienqualität und -dichte und wirken positiv auf die Fließeigenschaften des Blutes.

STOFFWECHSELHELFER ZINK

Zink ist ein lebensnotwendiges Spurenelement, das in einigen Nahrungsmitteln vorkommt. Das Immunsystem und auch viele Hormone benötigen Zink, um gut arbeiten zu können.

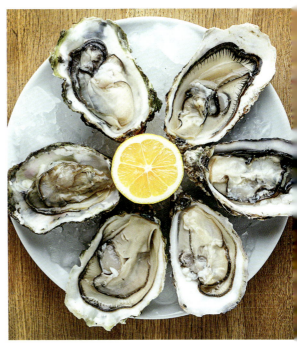

Austern sind mit 16 Milligram pro 100 Gramm die beste Zinkquelle überhaupt.

Leider fehlt heute vielen Menschen Zink, weil manche Nahrungsmittel, in denen es enthalten ist (z. B. Innereien), nicht mehr so gerne gegessen werden. Aber auch weil bereits andere Metalle in den Körper gelangt sind, welche die Aufnahme des Spurenelements verhindern. Zudem kann Zink nicht gespeichert werden. Das hat insbesondere bei einem Kinderwunsch erhebliche Folgen.

FOLGEN VON ZINKMANGEL

Zinkmangel beim Mann führt zu einer Unterfunktion der Hoden, sodass sie keine funktionierenden Spermien mehr produzieren können und auch nicht mehr ausreichend Testosteron. Fast könnte man sagen, Zinkmangel kastriert den Mann.

Ein Mangel des lebensnotwendigen Spurenelements bei der Frau führt zu einer Unterfunktion der Eierstöcke, sodass die Eizellreifung gestört wird wie auch die ausreichende Sexualhormonproduktion.

Zinkmangel im Allgemeinen zeigt sich grundsätzlich in beschleunigten Alterungsprozessen, einer geschwächten Immunabwehr sowie Blutarmut. Er kann sich in einer erhöhten Infektanfälligkeit äußern sowie in Form von Haarausfall, trockener Haut und brüchigen Nägeln. Insgesamt begegne ich in meiner Praxis bei meinen Patienten einem Zinkmangel recht häufig, und das obwohl Männer oft recht gerne zinkhaltige Nahrungsmittel zu sich nehmen wie etwa Rindfleisch oder Lamm.

URSACHE: KUPFERÜBERSCHUSS

Dass es dennoch so häufig zu einem Mangel kommt, liegt am Zusammenspiel der metallischen Spurenelemente im Körper. Schauen wir uns das am Beispiel von Kupfer und Zink an. Beide sind Antagonisten im Stoffwechsel. Das bedeutet, sie behindern und bedingen sich gegenseitig.

Hierzulande haben viele Menschen einen Zinkmangel, der durch einen zu hohen Kupferspiegel verursacht wird. Und dieses Zuviel an Kupfer kommt aus unseren Wasserleitungen. Übrigens: Auch wenn Sie regelmäßig Eisenpräparate einnehmen, wird die Zinkaufnahme dadurch gebremst. Auch die Phytinsäuren in manchen Nahrungsmitteln (z.B. grüne Bohnen) hemmen die Aufnahme des Spurenelements Zink.

> »Zink ist wichtig für einen erfüllten Kinderwunsch.«

HILFREICHE MASSNAHMEN

Erfahrungsgemäß gut funktioniert haben diese Strategien:
- Die Kupferbelastung des Trinkwassers per Wasserprobe (z.B. beim Fraunhofer Institut) überprüfen. Die Belastung beseitigen Sie durch entsprechende Wasserfilter (erhältlich im Baumarkt).

- Einen Kupferüberschuss können Sie ausleiten mit dem homöopathischen Mittel *Cuprum D 6* (10 g), zwei Wochen lang zwei Mal täglich 10 Globuli.
- Gegebenenfalls Eisentabletten absetzen.
- Gleichzeitig führt man dem Körper über den Tag verteilt Kupfer, Zink, Eisen und Mangan in ausgewogenen Mengen zu, sodass der Körper weder aus der Nahrung noch aus dem Trinkwasser Metallüberschüsse aufnehmen kann. Ich setze dafür seit 30 Jahren erfolgreich die *Neukönigsförder Mineraltabletten* (Apotheke) ein.
- Oxalsäure oder Phytinsäuren aus Gemüserohkost und frischem Obst hemmen die Aufnahme von Mineralien und Spurenelementen. Durch Erhitzen der Nahrung werden diese Säuren inaktiviert. Insbesondere Vegetarier sollten beherzigen, dass mindestens 50 Prozent ihrer pflanzlichen Lebensmittel gegart serviert und nicht roh verzehrt werden.
- Von den vielen anderen Methoden der Metallausleitung rate ich in der Kinderwunschzeit ab. Entweder sind sie nicht schonend genug oder wirkungslos. Vor allem aber verlieren Sie unter Umständen viel Zeit damit.

Vitamin B

Die B-Vitamine kommen ausgerechnet in vielen Nahrungsmitteln vor, die bei den meisten Männern nicht ganz oben auf ihrer Lieblingsessen-Wunschliste stehen. Ich rede

TIPP

MÖNCHSPFEFFER

Mönchspfeffer ist eine Arzneipflanze aus der traditionellen Volksheilkunde. Katholische Mönche nahmen ihn ein, um ihre kirchlich verordnete Keuschheit besser einhalten zu können. Und das funktionierte. Das männliche Hormonsystem wurde auf diese Weise allmählich »eingeschläfert«.

In der Homöopathie werden die Arzneien immer antagonistisch verwendet. Das bedeutet, dass ein homöopathisches Mittel an einem kranken Menschen die Symptome heilt, die der Naturstoff bei einem Gesunden auslöst. So verhält es sich auch beim Mönchspfeffer. Homöopathisch aufbereitet stimuliert das Naturheilmittel die Hypophyse. Diese steuert alle Hormonproduktionen, also auch die der Sexualhormone bei Mann und Frau. Mit homöopathischen Mönchspfefferpräparaten kann sich so der Testosteronspiegel beim Mann positiv regulieren lassen. Auch die Spermienreife wird gefördert. Bei der Frau wird durch Mönchspfeffer zugleich die Östrogen- und Progesteronproduktion angeregt. Ich empfehle: *Phyto–L* (Steierl-Pharma), drei Mal täglich 50 Tropfen
▸ siehe Seite 123.

dabei von magerem Geflügelfleisch wie etwa Hähnchen oder Putenbrust, aber auch Austern und Hering, Bananen, Sesamsamen, Linsen, Grünkohl und Spinat. Die Liste ist natürlich wesentlich länger, beinhaltet aber insgesamt Lebensmittel, die man landläufig in der guten alten Hausmannskost antrifft, nicht aber in Fertiggerichten. Wenn Sie (noch) nicht regelmäßig und mit frischen Zutaten kochen – spätestens wenn Kinder mit am Tisch sitzen, ist es meistens erst so weit –, ist es hilfreich, die B-Vitamine durch Präparate zu ergänzen.

AM BESTEN: KOMPLEXPRÄPARATE

Die Vitamine der B-Gruppe sind in Form von Präparaten nur als Komplex empfehlenswert, da sie einzeln eingenommen zum (unbemerkten) Mangel verschiedener anderer B-Vitamine führen können.

Ein hochwertiger Vitaminkomplex wirkt überaus fördernd auf die Spermienproduktion, also auf die Menge, Dichte und Beweglichkeit der Spermien. Auch werden die Fließeigenschaften des Bluts verbessert und die Stimmung hebt sich.

UND BITTE: KEINE EXPERIMENTE!

Mit einem ausgeglichenen Mineralstoff- und Vitamin-B-Haushalt sind Männer ernährungsseitig in der Kinderwunschzeit auf der richtigen Seite. Zudem sollte Ihr Partner auf einen ausbalancierten Vitamin-D-Haushalt achten ▶ **siehe Seite 41**. Lassen Sie sich darüber hinaus bitte nicht durch weitere Google-Erkenntnisse ablenken. Da wird vielleicht die Rede sein von Selen-Gaben und weiteren Vitaminen als Radikalenfänger. Sie werden Listen finden beispielsweise in Männerforen, in denen es um Stoffe wie L-Arginin, L-Carnitin und so weiter geht. Auch diese Aufzählungen werden immer länger. Sie bilden aber nicht den Kern einer vernünftigen Kinderwunschbehandlung und vor allem besteht immer die Gefahr, dass Sie sich in ihnen vergaloppieren. Bleiben Sie also am besten einfach beim Wesentlichen.

TIPP

ALLES IN EINEM

Vitamin- und »Einnehm«muffel tun sich leichter mit Flaschennahrung. Alles, was Sie brauchen, finden Sie in *Cellagon Aurum*. Früchte, Gemüse und Kräuter sind in diesem Konzentrat so komponiert, dass es dem Körper sämtliche benötigte Vitamine, Mineralien und Spurenelemente liefern kann. Mangelbedingter Zellstress, der die Hormonbalance belastet, wird so ausgeglichen. Der Körper kommt besser in sein Gleichgewicht, auch Genesungsprozesse vollziehen sich zügiger. Meine Patientinnen sind wieder fit und strahlen das auch aus.

MACA FÜR DEN MANN

Das Superfood erhöht bei Männern den Testosteronspiegel und die Orgasmusfähigkeit, verbessert die Spermienqualität und wirkt allgemein stimmungsaufhellend.

Maca ist eine Wurzel aus den Anden, der viele stärkende Kräfte nachgesagt werden. Die Konquistadoren im 16. Jahrhundert brachten das angeblich potenz- und fruchtbarkeitssteigernde Naturheilmittel an den spanischen Königshof. Heute benutzen Sportler sie zur Leistungssteigerung und geistige Arbeiter wegen ihrer stimulierenden, konzentrationsfördernden Wirkung. Da die Studienlage über die Wirkungen von Maca bisher erst für Männer wissenschaftlich gesichert ist, beschloss ich vor einigen Jahren mit Kolleginnen und Patientinnen, Maca selbst auszuprobieren. Wir kamen zu guten Resultaten und Maca (Maca Spirit, Ecoterra) hat sich seither sehr bewährt. Eine Bestelladresse finden Sie auf Seite 123.

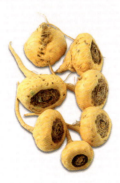

VIELZAHL POSITIVER WIRKUNGEN

Die Wirkung der Maca macht sich allerdings erst nach und nach bemerkbar. Die teilnehmenden Frauen berichten von dem Gefühl einer besseren Durchblutung insbesondere des Bauchraums, von mehr Gelassenheit, auch der Zyklus verändert sich positiv. Die Männer formulieren es einheitlich und knackig: »Ich schlafe besser und habe tagsüber mehr Power.« Sie fühlen sich insgesamt leistungsfähiger, konzentrationsstärker, stresstoleranter. Die Fähigkeit, nach einem langen Arbeitstag besser abschalten zu können, macht sie sexuell wieder ansprechbarer. Auch die Ergebnisse ihrer Spermiogramme sind positiver. Auf Frauen wie Männer wirkt die kraftvolle Wurzel schon nach einer Woche stimmungsaufhellend.

MACA-KUR

- Männer nehmen dreimal täglich 2 Maca-Presslinge à 0,5 g.
- Frauen beginnen mit drei Mal täglich 1 Pressling und können die Dosis auf zweimal 3 Presslinge steigern.

Führen Sie die Kur drei Monate lang durch.

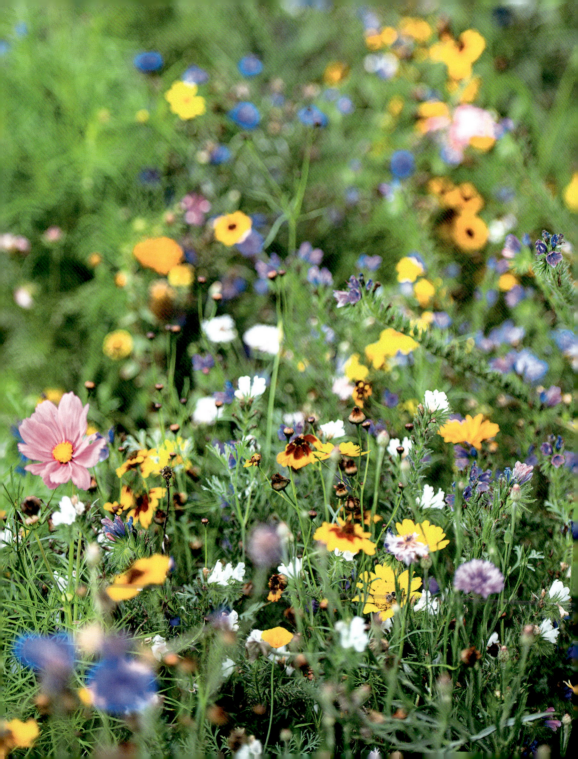

DIE FRUCHTBARKEIT NATÜRLICH FÖRDERN

BEWÄHRTE NATURHEILKUNDLICHE REZEPTUREN IN KOMBINATION MIT EINER GUTEN PORTION GELASSENHEIT STÄRKEN DIE FRUCHTBARKEIT. SIE SIND AUCH DIE IDEALEN BEGLEITER MEDIZINISCHER HILFEN AUF DEM WEG ZU IHREM WUNSCHKIND.

Alles, was guttut	**62**
Hilfen bei Schmerzen	**78**
Hindernissen sanft begegnen	**86**
Sich vom Arzt begleiten lassen	**104**

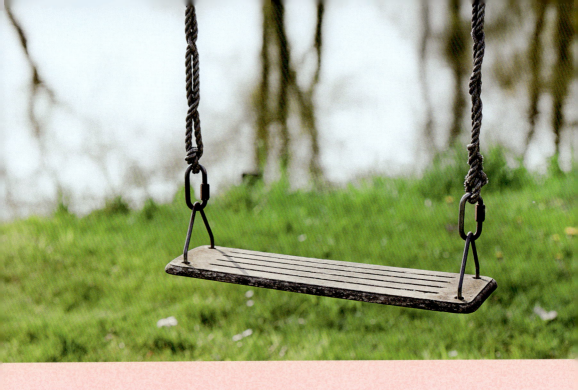

ALLES, WAS GUTTUT

Es gibt zahlreiche Möglichkeiten, Ihre Fruchtbarkeit wie auch die Ihres Mannes auf natürlichem und sanftem Wege zu fördern und zu stärken. Sehr viele Methoden kann man ganz einfach selbst anwenden. Auf den folgenden Seiten werde ich Ihnen einige davon vorstellen. Damit lernen Sie erst einmal die Vielfalt an wirksamen Anwendungen kennen, aus der Sie in Ihrer Kinderwunschzeit schöpfen können. Danach können Sie selbst entscheiden, was zu Ihnen passt und was nicht und wo für Sie persönlich die Grenze der Selbsthilfe erreicht ist. In den letzten Jahren haben sich viele Heilpraktiker, Hebammen und Physiotherapeuten zu Kinderwunsch-Therapeuten ausbilden lassen. Unter Umständen ist es sinnvoll, sich einen von ihnen als Coach an die Seite zu stellen. Auch eine medizinisch assistierte Empfängnis können Sie naturheilkundlich begleiten.

Den Zyklus harmonisieren

Der weibliche Zyklus ist ein eng aufeinander abgestimmtes System, das wie kein anderes im Körper Sie selbst, Ihr Leben, Ihre Gefühle, Ihre Kräfte und Verletzungen, ja sogar Ihre Sehnsüchte und Ängste zum Ausdruck bringen kann. Er stellt ein kleines eigenständiges Universum dar.

> »Alles, was in uns und um uns herum geschieht, kann unser Zyklus zum Ausdruck bringen. Deshalb gleicht auch kein Zyklus jemals einem anderen.«

Gesteuert wird der Zyklus durch ein kompliziertes Zusammenspiel von Hormonen. Diese wiederum werden durch ein sehr intelligentes Drüsensystem – das sogenannte endokrine System – produziert und gemanagt. Der Chef aller Drüsen ist der Hypothalamus, ein Teil des Gehirns. Oberster Kommandant ist die Hypophyse, die Hirnanhangsdrüse. Ihre Aufgabe ist es, die Vorgaben des Hypothalamus verständlich zu machen. Damit ist sie sozusagen ein Dolmetscher zwischen Gehirn und dem Körper. So steht die Hypophyse in einem fortwährenden Kontakt zu allen Drüsen, wie etwa der Schilddrüse, den Nebennieren, den Eierstöcken oder den Hoden. Von diesen sammelt die Hypophyse aktuelle Informationen und verändert bei Bedarf die Auftragslage.

Verschiedene Therapieformen

In meinen Rezepturen der Kinderwunsch-therapie unterscheide ich zwischen Maßnahmen, die eine Wirkung auf das ganze System haben, und solchen, die nur kleinere Bereiche des endokrinen Systems erreichen können. Therapien oder Arzneien, die das System als Ganzes beeinflussen, haben stets Vorrang vor Behandlungsmaßnahmen, die nur einzelne Organe erreichen können. Umgekehrt aber hat eine Veränderung eines einzelnen Bestandteils des Drüsensystems immer auch eine Wirkung auf das übrige System. Sie sind sozusagen alle Kollegen. Die Fruchtbarkeitsmassage ▶ siehe Seite 70 beispielsweise wirkt auf das gesamte Drüsensystem. *Phyto-L* ▶ siehe Seite 57 und *Maca* ▶ siehe Seite 59 ebenfalls sowie die meisten homöopathischen Arzneien.

Der Bauch als Gefühlsort

Der Platz im Körper, in dem der Zyklus einer Frau verortet ist, ist der Bauch. Hier funktioniert dieses perfekt aufeinander abgestimmte Organ- und Hormonsystem auf seine ganz eigene Weise, denn es wird auch

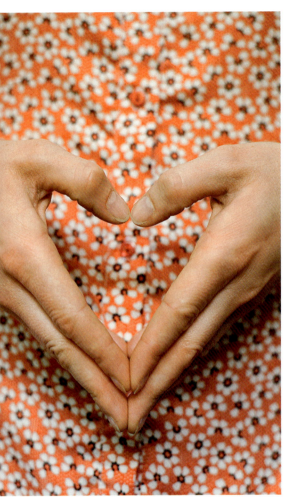

Der Bauch bietet nicht nur einem Baby Wachstumsraum. Er ist der Sitz Ihrer Emotionen

beeindruckt und mitgeformt durch Gefühle. Denken Sie einmal daran, wie es sich anfühlt, wenn Sie eine richtige Wut im Bauch haben. Oder wenn Ihnen übel wird vor lauter Angst. Die Redensarten bilden genau ab, was im Körper passiert.

Und so wie Gefühle in den Bauch hineinwirken, bringen bestimmte naturheilkundliche Anwendungen sie wieder zum Vorschein. Bei der Fruchtbarkeitsmassage beispielsweise kann eine Frau beim ersten Mal regelrecht überflutet werden von ihren Gefühlen, welche sich in irgendeiner Weise in ihrem Bauch angesammelt haben.

Geht man noch weiter in das innere Erleben einer Frau, etwa mithilfe von Hypnose oder Emotionalkörpertherapie ▸ siehe Seite 122 dann offenbaren sich oft ganze Welten und Biografisches, die sich im Bauch der Frau »versteckt« gehalten haben.

Ein kommunizierendes System

All diese »Bauch«Dinge liegen im Unbewussten und dieses agiert unabhängig von unserem Verstand, ist aber gleichwohl eine mächtige Instanz für unser Wohlbefinden wie auch für unsere Hormonbalance. Nun geht es mir keinesfalls darum, Sie mit den Anwendungen, die ich Ihnen auf den nächsten Seiten zeige, zu einem inneren Frühjahrsputz zu inspirieren. Weit entfernt! Hierbei ist es oft hilfreicher, sich in einen geschützten Raum und in die Begleitung eines Therapeuten zu begeben.

Ich möchte einzig Ihre Aufmerksamkeit auf das Wunderwerk richten, das ein jeder Zyklus nun einmal ist. Er verdient Ihren Respekt! »Châpeau!« dürfen Sie ihm sagen für alles, was er ist und leistet. Dieser Respekt liegt am entgegengesetzten Ende der gleichen Messlatte, an der er es auch den Ort gibt, an dem Sie Ihren Zyklus vielleicht bisweilen verfluchen möchten. Vermeiden Sie lieber Ablehnungsgefühle sich selbst gegenüber, denn das kann nichts Gutes sein. Sehen Sie ihn lieber, wie er wirklich ist:

> »Ihr Zyklus ist ein hochintelligentes, kommunizierendes, erschaffendes und ausbalanciertes System.«

An dieser Stelle sollte jeder Frau klar sein, dass sie bei Zyklusproblemen jeder Art nicht so sehr darauf hoffen sollte, sie mit nur einer einzigen Pille kurieren zu können. Das mag bei der Schmerzbekämpfung gut funktionieren. Haben wir es aber mit Zyklusunregelmäßigkeiten in irgendeiner Form zu tun, dann funktioniert dieses bewährte »Eine-Pille-Prinzip« leider nur selten. Stattdessen gilt es, das System als Ganzes zu betrachten und auch so zu behandeln.

Dabei wird Ihr Zyklus schon dankbar auf alle Maßnahmen reagieren, die ich Ihnen im vorangegangenen Kapitel beschrieben habe. All diese Anwendungen sind rudimentär in ihrer Art und wirken auf das ganze endokrine System. Im Folgenden zeige ich Ihnen, wie Sie Ihren Bauch in Bewegung bekommen, und eine Reihe von manuellen Therapieformen, insbesondere Einreibungen mit hochwirksamen Ölen.

Yoga und Bewegung

Meine Patientinnen lieben Yoga und die Erfolge des regelmäßigen Übens hinsichtlich eines erfüllten Kinderwunsches sind bemerkenswert. Auch hier geht der Weg über die Gelassenheit und Entspannung, auf die immer auch eine Hormonbalance folgt und eine Regulation des Zyklus. Neben den heute üblichen Yogaformen gibt es spezielle Übungsfolgen für die Frauengesundheit, wie beispielsweise Luna- oder Hormon-Yoga.

Bauchtanz oder Trampolin?

Doch auch durch andere Bewegungsformen können Sie gesundheitsfördernd in den Zyklus eingreifen. Alles, was Ihr Becken gut durchblutet, es warm werden lässt und es beweglich macht, ist förderlich. Die einen besuchen dazu einen Bauchtanzkurs, die anderen machen Zumba. Vielleicht können Sie eine Freundin überreden, mitzukommen und gemeinsam Spaß zu haben.

Auch Trampolinspringen ist hervorragend geeignet, wenn Sie das auf einem großen Trampolin im Garten tun, denn dieses ist weicher als das kleine fürs Haus. Beim

Springen lockern sich die Bauchorgane und Verspannungen lösen sich. Auch der Harnleiter und der Beckenboden werden trainiert. Legen Sie sich nach dem Springen ruhig auch einmal auf das Trampolin hin und wippen leicht im Becken, sodass Sie ins Schwingen geraten. Sie spüren gleich, wie sich das Becken dabei lockert. Wenn Sie nun über keinen Zugang zu einem großen Trampolin verfügen und der Terminkalender kein Yoga, Zumba oder etwas Ähnliches zulässt, dann bewegen Sie sich einfach im Alltag mehr. Laufen Sie Treppen hinauf und wieder hinunter oder tanzen Sie beim Staubsaugen (oder einfach so).

Wohltuende Einreibungen

Nicht nur in der Kinderwunschzeit ist es wichtig und schön, den Bauch in Bewegung zu bringen, aber jetzt ganz besonders. Noch tiefgreifender wirken Einreibungen.

Das Märchen von Schneewittchen

Schneewittchen-Öl heißt eine Mischung verschiedener traditioneller Frauenöle der Aromakunde. Es wurde vor mehr als 15 Jahren von meiner Freundin und Kollegin Heike Wischer entwickelt. Sie hatte es ursprünglich für eine ihrer Patientinnen zusammengestellt, deren Periode schon seit Jahren ausgeblieben war. Als sich die Patientin nach einiger Zeit wieder meldete, berichtete sie begeistert, dass ihr Monatszyklus wieder dauerhaft hergestellt war und außerdem ganz zuverlässig und reibungslos ablief. Darüber hinaus war auch noch eine chronisch wiederkehrende Blasenentzündung dauerhaft verschwunden, unter der die Frau in der Vergangenheit gelitten hatte.

Im Anschluss daran dachten wir nochmals ernsthaft über die *Schneewittchen-Öl*-Rezeptur nach. In der Folgezeit griffen wir auf die Rezeptur zurück, wann immer wir Frauen begegneten, deren Zyklusstörungen tiefgreifend zu sein schienen. Auf den Erfolg konnten wir uns schon sehr bald absolut verlassen. Inzwischen ist meine Freundin Heike Wischer leider verstorben. Ihr *Schneewittchen-Öl* aber ist bei uns geblieben. Und es wirkt und wirkt und wirkt.

ENORME TIEFENWIRKSAMKEIT

Würde man die Wirkungen der wertvollen Einzelbestandteile des *Schneewittchen-Öls* aneinanderreihen, dann ergäbe das wohl eine Indikationsliste so lang wie eine Fototapete. Inzwischen begreifen wir das Öl aber längst nicht mehr als ein Zusammenwirken vieler Bestandteile, sondern als eine einzige großartige Wirkung. Was im Großen hilft, das hilft auch im Kleinen. So empfehlen wir es heute bei jedweder Schwäche oder Besonderheit des weiblichen Zyklus. Es scheint, als würde das *Schneewittchen-Öl* auf das ganze endokrine System wirken. Es hilft bei allen Symptomen, die durch ein geschwächtes Hormonsystem entstehen können:

- bei zu schwacher oder ausbleibender Regelblutung
- bei Krämpfen
- bei Prämenstruellem Syndrom (PMS)
- bei Ovarialzysten
- bei Polyzystischem Ovar (PCO-Syndrom)
- bei mangelnder Eizellreifung
- bei subklinischen Affektionen der Eileiter
- bei mangelndem Aufbau der Gebärmutterschleimhaut
- bei nächtlichem Schwitzen
- bei hormonell bedingter Akne
- bei Neigung zu wiederkehrenden Infektionen des Urogenitalsystems (wie Pilzinfektionen oder Blasenentzündungen sowie Honeymoon-Zystitis
- bei unerfülltem Kinderwunsch

IDEALES GEBÄRMUTTERTONIKUM

Schneewittchen-Öl lindert auch die Symptome bei Endometriose und beim Asherman-Syndrom, denn es stärkt die Gebärmutter, hier in Verbindung mit dem Schüssler-Salz *Kalium Carbonicum* (dreimal täglich 1 Tablette im Mund zergehen lassen). Auch ein Versuch bei Passagestörungen der Eileiter kann sich lohnen, besonders wenn diese nur teilweise bestehen.

Durch das in *Schneewittchen* enthaltene Nelkenöl – dem traditionellen Öl der alten Hebammen bei der Geburtshilfe – ist es darüber hinaus antiseptisch, bakterizid und virenabtötend. Vor allem aber wirkt es entkrampfend und schmerzlindernd.

TIPP

HILFE BEI OVARIALZYSTEN

Bei Eierstockzysten empfehle ich *Schneewittchen-Öl* mit ein paar Tropfen Korianderöl (Sunarom). Reiben Sie sich damit über mehrere Wochen einmal am Tag den Bauch ein.

EMOTIONALE STABILISATION

Hormone haben nicht nur einen großen Einfluss auf Ihr körperliches Wohlbefinden und Ihren Zyklus, sondern auch auf Ihr Gemüt und Ihre Emotionen. Wenn *Schneewittchen-Öl* also greift – und das tut es meistens –, dann ist dies auch an einer Verbesserung der Gemütslage zu erkennen. Nach den Beobachtungen in unserer Praxis unterstützt es Patientinnen bei schweren emotionalen Krisen ebenso wie beim Kinderwunsch-Burnout. Es lindert und nimmt Konzentrationsschwäche und das »Wattekopfgefühl«, das Gefühl von Sinnlosigkeit. Es stärkt bei Ängsten und Trauer, besonders nach Verlusten und Fehlgeburten, bei seelischer Erregung, bei fortwährendem Grübeln, nach Schreck und Schocksituationen. Die Wirkung von *Schneewittchen-Öl* ist wirklich nur als erstaunlich zu bezeichnen, und ein Behandlungsversuch mit ihm ist nach aller Erfahrung immer lohnenswert. Wenn auch nicht in jedem Fall mit einer heilung zu rechnen ist, so doch mit einer Linderung von bestehenden Symptomen. Und das ist doch schon mal ein gutes Stück des Weges. Mit jeder Besserung einer bestehenden Symptomatik geht es der Kinderwunschfrau besser: körperlich und seelisch. Natürlich verschwinden Beschwerden nicht bei einer einmaligen Anwendung. Man reagiert aber bei regelmäßiger Anwendung des Öls nach und nach.

SO WENDEN SIE DAS ÖL AN

Es gibt eine sogenannte »kleine« Anwendung mit reinem *Schneewittchen-Öl*. Hierbei massieren Sie sich jeden Morgen einen kleinen Tropfen der Essenz in Ihre Bauchdecke ein und zwar genau an den Stellen, wo sich Ihre Eierstöcke befinden. Das ist einfach, geht ganz schnell und kann nebenbei morgens im Bad erledigt werden. Eine Wiederholung der Behandlung auch am Abend intensiviert die Wirkung, besonders die seelische. Sobald Sie ein Gefühl für sich und das Öl entwickelt haben, können Sie es auch intuitiv verwenden. Sobald Ihnen eine instinktive Dosierung möglich ist, haben Sie schon sehr viel erreicht.

Bei der »großen« Anwendung handelt es sich um eine Einreibung Ihrer ganzen Bauchfläche. Am besten legen Sie sich dafür hin und geben nach der Einreibung Wärme auf den Bauch. Gut tut eine Wärmflasche. Möglich ist auch ein warmer Bauchwickel, er intensiviert die Wirkung am meisten.

DARREICHUNGSFORMEN

Auf Wunsch einiger Patientinnen gibt es auch ein verdünntes *Schneewittchen-Öl*. Hier sind in einem Massageöl 3 Prozent der *Schneewittchen*-Formel enthalten. Einige Frauen bevorzugen diese und verwenden es als Körperöl nach dem Duschen. Sie sehen also, Sie haben die Wahl. In meiner Praxis verwende ich nur das Original 100-prozentige *Schneewittchen-Öl* (Sunarom).

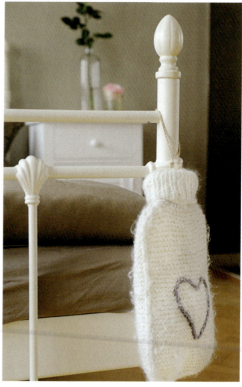

Schenken Sie sich und Ihrem Bauch immer wieder wohltuende Wärme.

Vetiver-Öl und die Vetiver-Frau

Auch ein gut durchwärmter Bauch schafft Ruhe in den Zyklus. Ein besonderer Bauchwärmer in meiner Praxis ist das ätherische Öl *Vetiver*. Und Frauen, von denen zu erwarten ist, dass dieses Öl ihnen zu helfen vermag, nennen wir oft ganz salopp »die Vetiver-Frau«. Tatsächlich gibt es in den gründlichen Prüfungen der Aromakunde diesen Konstitutionstypen.

In körperlicher Hinsicht hat *Vetiver* einen ausgesprochenen Bezug zu den »Höhlen« im Körper: zur Mundhöhle, zur Stirnhöhle, zur Bauchhöhle und zur Gebärmutter. So steht die Vetiver-Frau im entwickelten Zustand mit beiden Beinen und kraftvollem Becken fest auf dem Boden. Emotional gesehen kann sie absolut für die Menschen sorgen, die sie liebt, und sie auch materiell ernähren. Ist eine Frau in diesen Eigenschaften geschwächt, was sich beispielsweise durch Menstruationsbeschwerden oder -unregelmäßigkeiten zeigen kann –, dann passt das *Vetiver-Öl* hervorragend. *Vetiver* hat sogar die Kraft, depressive Verstimmungen wirkungsvoll zu lindern

LETZTE BLOCKADEN LÖSEN

In unserer Praxis setzen wir *Vetiver-Öl* gerne ein, wenn sich eine Frau quasi im Endspurt auf ihrem Kinderwunschweg befindet. *Schneewittchen-Öl* hat im Vorfeld die Fortpflanzungsorgane genug gestärkt. Nun unterstützt *Vetiver* den Mutter-werden-Pro-

> ## TIPP
>
> ### HILFE BEI UNTERDRÜCKTER REGEL
>
> Wir unterscheiden in der Praxis immer eine ausbleibende Regel von einer unterdrückten Regel. Eine ausbleibende Periode rührt meist von einer körperlichen Schwäche her, die insbesondere den Stoffwechsel betrifft. Mit einer unterdrückten Regel haben wir es zu tun, wenn nach einem Trauma oder Schock, aber auch nach einer Diät oder einer Erkältung die Periode einfach einmal ausbleibt. In diesem Fall hilft das homöopathische Mittel *Pulsatilla C 30*. Sie nehmen dazu 10 Globuli einmal die Woche über einen Monat ein.
>
> Alternativ können Sie auch für einen Monat lang *Johanniskraut-Hydrolat* versuchen. Die Bestelladresse dafür finden Sie auf Seite 123. Die Heilpflanze ist zum Ausleiten wie auch bei einer unterdrückten Regel angezeigt. Sie ist es aber umso mehr, wenn der Körper durch vorherige Hormongaben durcheinander geraten ist. Man nimmt kurmäßig einen Monat lang drei Mal täglich einen Löffel Hydrolat, macht dann Pause und steigt bei Bedarf mit einem kürzeren Intervall wieder ein.

zess. Letzte Fragen und Sorgen, die vielleicht vor der Empfängnis ein wenig quälen mögen, zeigen sich, gelangen ins Bewusstsein und können nun gelöst werden.

SEELENTHEMEN AUFLÖSEN

Manche Frauen in meiner Praxis mögen anfangs den Geruch dieses Öls so gar nicht. Das kann manchmal ein Hinweis auf einen eigenen Mutterkonflikt sein. Anschließende Gespräche bestätigen das fast immer. Das bietet einen guten Ansatz, um in der Kinderwunschzeit weiterzukommen und ein Seelenthema aufzulösen. Man kann, aber muss solche Themen nicht immer psychotherapeutisch aufarbeiten. Schon durch eine Begleitung mit dem passenden Öl kann das prima gelingen. Hoch verdünnt können die betroffenen Frauen das Öl ganz gut »ertragen«. Ich empfehle ihnen, ein Fläschchen immer bei sich zu haben und ab und zu mal daran zu schnuppern.

Hier zeigt sich die so zauberhafte und zugleich doch so verlässliche Hilfestellung reinster ätherischer Öle: Nach ein oder zwei Wochen wirkt Vetiver selbst aus dieser relativen Distanz heraus. Die Frauen treten anders auf, sie empfinden wieder Kraft im Becken und vor allem wirkt dieses bei der Fruchtbarkeitsmassage nicht mehr so kalt. Es beginnt, warm zu werden. Auf der emotionalen Ebene werden Mutterthemen nicht weiter ausgeblendet, sondern scheinen die Frau ganz im Gegenteil zu interessieren.

Wenn Ihnen all das zu kompliziert erscheint oder Sie nicht interessiert, dann nutzen Sie einfach die Wärmewirkung einer *Vetiver*-Einreibung. Sie stärkt das Becken und die Fortpflanzungsorgane, die Blutzirkulation wird verbessert und die Herzkranzgefäße werden gekräftigt.

> »Bei seelischen Zusammenbrüchen, beim Monats-Blues oder depressiven Phasen gibt Vetiver wieder Kraft«.

Die Fruchtbarkeitsmassage

Sind die Beschwerden groß oder sogar schmerzhaft, dann ist es an der Zeit, tiefer in den Zyklus einzugreifen. Zu diesem Zweck ist die Fruchtbarkeitsmassage durch einen Therapeuten oder einen lieben Menschen das absolut geeignete Mittel. Man massiert dabei in den beschwerdefreien Zeiträumen und beobachtet am folgenden Zyklusverlauf, wie er sich einpendelt. Die Fruchtbarkeitsmassage ist eine gute Bekannte von mir. Ich erlernte sie einst von Gowri Motha, der Erfinderin der *gentle birth method*, und führte sie dann auf dem europäischen Festland ein. Ich gab sie unentwegt sowohl in der therapeutischen als auch in der Laienversion an die Menschen hier weiter. Ich denke, ich darf sagen, ich plaudere hier aus einem vollen Nähkästchen, wenn ich Sie auf die verlässliche Wirkung dieser wunderbaren Behandlungsform hinweise. In meiner Praxis ist die Massage nicht mehr wegzudenken.

WÄRMEN UND ENTGIFTEN

Die Fruchtbarkeitsmassage kurbelt die Entgiftung des Körpers und vor allem der Gewebe von Ovarien, Eileitern und der Gebärmutter an. Darüber hinaus verfügt sie über tonisierende Elemente, die das Hormonsystem anregen. Die den Störungen zugrunde liegenden Emotionen werden gegebenenfalls in die Behandlung miteinbezogen und gelöst. Wärmende Griffe des Therapeuten über der Bauchdecke erhöhen die Durchblutung des Bauchraumes. So verstärkt sich der lokale Stoffwechsel und es wird eine Entgiftung in Gang gebracht. Die Erwärmung trainiert die inneren Bauchorgane auch dahingehend, aus eigener Kraft wieder Wärme halten zu können, wodurch eine bessere Beckenbodenbeweglichkeit entsteht.

Auf diese Weise wird dauerhaft eine bessere Durchblutung des gesamten Bauchraums und der darin befindlichen Fortpflanzungsorgane erreicht – eine optimale Voraussetzung, damit der Körper alle zur Empfängnis eines Kindes notwendigen Vorgänge wieder aus eigener Kraft vollbringen kann.

Die klassische Fruchtbarkeitsmassage stimuliert wirkungsvoll innere Organe wie Eierstöcke, Eileiter und die Gebärmutter sowie die Hormonausschüttung.

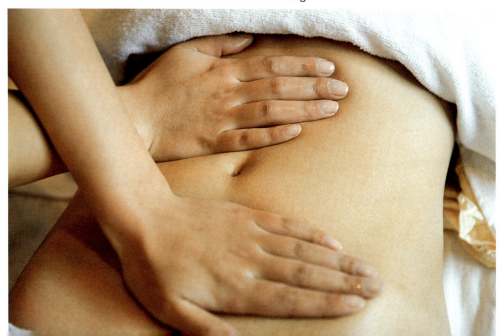

Einige tiefere Massagegriffe stärken den Bauch und seine Organe, es entsteht eine deutlich bessere Spannkraft.

Tatsächlich kann die Massage auch einen Muskelkater hervorrufen. Hieran erkennt man die aufbauende Wirkung, die besonders auch für Lageanomalien der Gebärmutter von großer Bedeutung sind. Die Entgiftungsleistung von Leber und Nieren wird angeregt. Auch die Hormonproduktion wird so normalisiert.

Trotzdem ist die Massage äußerst sanft und bringt das gesamte weibliche System wieder in eine anhaltende Entspannung.

> »Die Fruchtbarkeitsmassage fördert die positive Aufmerksamkeit für den eigenen Körper wie auch den Kontakt zu seinen inneren Bildern und Gefühlen.«

INDIKATIONEN

In den folgenden Fällen ist die Fruchtbarkeitsmassage angezeigt:
- bei Menstruationsbeschwerden
- bei unregelmäßigem Zyklus
- bei ausbleibender oder seltener Periode
- bei PCO-Syndrom
- bei Passagestörungen der Eileiter
- bei Hormonstörungen
- bei gesundheitlichen Problemen nach Fehlgeburten und Geburten
- bei einem gestörten Aufbau der Gebärmutterschleimhaut
- bei hormonell bedingter Akne
- bei Kinderwunsch-Burnout
- bei einer Vorbereitung auf medizinisch assistierte Empfängnis, wie Inseminationen, In-vitro-Fertilisation (IVF) und ICSI
- bei unerfülltem Kinderwunsch
- zur Unterstützung beim Asherman-Syndrom
- bei Endometriose

DER PASSENDE THERAPEUT

Therapeuten, die die Fruchtbarkeitsmassage durchführen, finden Sie inzwischen überall im Netz ▶ siehe Seite 122. Ihre Behandlungen mögen vielleicht von meiner abweichen, doch das ist nicht unbedingt wesentlich. Sie alle haben gemeinsam, dass endlich einmal respektvoll mit dem Bauch als Ihr »heiliger Raum« umgegangen wird und dass auf diese Weise sowohl eine Entgiftung als auch eine Tonisierung stattfindet. Finden Sie also einen Therapeuten, den Sie mögen und mit dem die Chemie stimmt. In der von mir eingeführten ursprünglichen Fruchtbarkeitsmassage nehmen die Gefühle der Patientinnen einen eigenen Raum ein und die Therapeuten sind mit weiterführenden Behandlungsweisen der alternativen Kinderwunscharbeit zertifiziert ausgebildet. Infos dazu sowie weiterführende Literatur zum Thema und eine Anleitung für eine Fruchtbarkeitsmassage zu Hause finden Sie auf Seite 122.

Frauenmittel Sepia

Das homöopathische Mittel *Sepia* ist in meiner Praxis das wohl älteste bewährte Heilmittel in der alternativen Kinderwunsch-Therapie. In diesem Sinne ist diese nicht zu verstehen als ein kleiner Zauberkünstler, der auf die Einnahme mit einer prompten Besserung eines Symptoms reagiert, sondern als eine zuverlässige Begleiterin einer Frau auf dem Weg zu ihrem Kind. Und weit darüber hinaus, nämlich dann, wenn es auch in der Zeit der Mutterschaft vielleicht zu anderen körperlichen Symptomen kommt.

Wie das Mittel bestimmt wird

Für die Verordnung jedes homöopathischen Arzneimittels brauchen Sie eine Indikation, die üblicherweise genauer gestellt ist als in der Schulmedizin. So wird man in der Homöopathie beispielsweise bei einem Stockschnupfen ein anderes Mittel auswählen als bei einem klaren Fließschnupfen. Doch sogar in der Homöopathie bildet *Sepia* eine Ausnahme: Als einzige Indikation genügt es hier, einen unerfüllten Kinderwunsch zu haben. Das ist ungewöhnlich und der *Sepia* allein als großes, wirksames Mittel bei Kinderwunsch zuzuschreiben.

Am besten ist es natürlich, wenn Sie sich von einem erfahrenen Homöopathen beraten lassen. Es gibt noch einige weitere große Mittel bei Kinderwunsch in der Homöopathie, auf die er für Sie zugreifen kann.

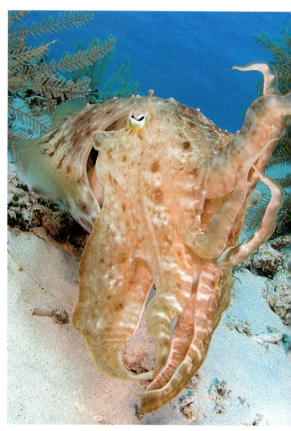

Das homöopathische Mittel Sepia wird aus der Tinte des Oktopus gewonnen.

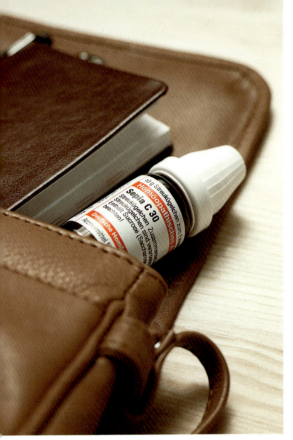

Mit homöopathischen Mitteln können Sie sich auch unterwegs gut selbst behandeln.

Trotzdem ist *Sepia* selbst längst zu einem etablierten Mittel der Selbstbehandlung bei zahlreichen Frauenbeschwerden geworden. Es kostete mich einiges an Mut, sie vor 15 Jahren zu diesem Zweck öffentlich zu empfehlen. Ich tat dies aber aus voller Überzeugung. Das lag unter anderem daran: Selbst dann, wenn *Sepia* in einem Fall einmal nicht greifen wollte oder auch unerwartete Symptome in Form einer Erstverschlimmerung nach sich zog, so waren ihre Auswirkungen doch in keiner Weise mit jener der damals häufig verordneten Hormonbehandlungen zu vergleichen.

HILFE ZUR SELBSTHILFE

Aus meiner Sicht war es immer einen Versuch wert, zunächst – noch vor allen hormonellen Eingriffen und Substitutionen – die Heilkraft der *Sepia* auszuprobieren. Inzwischen ist das Mittel absolut etabliert. Sie werden ihm mit zahlreichen Informationen, Geschichten und Erfahrungsberichten im Internet begegnen. Es mag sogar sein, dass Ihr Gynäkologe ein Fläschchen davon bei sich in der Praxis stehen hat und später auch Ihre Hebamme. Vielleicht trägt auch schon längst eine Ihrer Freundinnen *Sepia* in ihrer Handtasche mit sich herum. Schauen Sie sich in den homöopathischen Foren im Netz um. Sie werden reichlich Material dazu finden. Die meisten Fragen drehen sich immer um die Höhe der Potenz und die Häufigkeit der Gabe sowie um die Reihenfolge der Mittel.

Kinderwunschkur mit Sepia C 30

Auf der nächsten Seite finden Sie die Rezeptur für eine homöopathische Kinderwunschkur mit *Sepia* zur Selbstbehandlung: Wenn Sie das Gefühl haben, Ihre Probleme rund um den Kinderwunsch sind eher körperlicher Natur und vor allem in Ihnen und in Ihrem Leben entstanden, dann ist die Kur die richtige Wahl.

VORBEREITUNG

Zur Vorbereitung wird zunächst ein Schockmittel gegeben, der Idee folgend, dass irgendwann auf Ihrem Kinderwunschweg ein persönliches Erlebnis, ein Zweifel oder eine Angst Ihre Hoffnung auf ein Kind geschwächt hat.
Bestellen Sie in der Apotheke:
Aconitum C 30, 10 g, Globuli
Nux vomica C 30, 10 g, Globuli
Sepia C 30, 10 g, Globuli

EINNAHME

- Im ersten Monat: einmal die Woche eine Gabe von je 10 Globuli *Aconitum C 30*
- Im zweiten Monat: einmal die Woche eine Gabe von je 10 Globuli *Nux vomica C 30*
- Im dritten Monat: einmal die Woche eine Gabe von je 10 Globuli *Sepia C 30*

WIRKUNG IM ERSTEN MONAT

Unter der Gabe von *Aconitum* merkt man noch nicht viel. *Aconitum* ist ein Schock- und Traumamittel in der Homöopathie. Die meisten Frauen schlafen aber unter der Einnahme etwas besser, empfinden sich als gelöster, jedoch ohne dabei weitere seelische Prozesse wahrzunehmen.

WIRKUNG IM ZWEITEN MONAT

Im zweiten Monat unter *Nux vomica* vollzieht der Körper einen Entgiftungsprozess. Dieser richtet sich nicht gegen ein spezielles Umweltgift oder Toxin, sondern entfaltet vielmehr seine unterstützenden Eigenschaften im positiven Sinne *für* den Körper. Der Organismus kann seine ihm vertrauten Wege für die Entsorgung unbrauchbarer Stoffe wieder nutzen. Vielleicht merken Sie das daran, dass Ihre Nase zu laufen beginnt und dabei scheinbar nebenbei eine alte Nebenhöhleninfektion endlich mal verschwindet. Vielleicht haben Sie auch ein Paar Tage lang einen zwar neuen, aber gesunden Ausfluss. Vielleicht müssen Sie öfter mal zur Toilette. Vielleicht taucht ein Pickelchen auf oder auch mehrere davon. Und vielleicht passiert auch ganz viel, ohne dass Sie überhaupt etwas davon bemerken. Die Reaktion auf ein homöopathisches Mittel ist unmittelbar gekoppelt mit den normalen körpereigenen Ausleitungsgewohnheiten.

WIRKUNG IM DRITTEN MONAT

Im dritten Monat ist dann endlich die *Sepia* an der Reihe. Die beiden vorangegangenen Mittel haben zu diesem Zeitpunkt schon eine sehr gute Vorarbeit geleistet und mit wirklich schlimmen Nebenwirkungen der *Sepia* – in der Homöopathie spricht man von Erstverschlimmerung – ist nicht mehr wirklich zu rechnen.
Wohl aber ist dies nun eine Phase, in der durchaus schon zu spüren ist, dass sich der Zyklus heilt. Oder zunächst nur heilen *will*. Der Zyklus jeder Frau ist zeitweise variabel. Ändert sich aber auch nur eine Kleinigkeit im Monatskreislauf einer Frau, die sich

> **INFO**
>
> **HEILREIZE IN DER HOMÖOPATHIE**
> Es ist wichtig, das Werk der *Sepia* in einer anderen Betrachtungsweise zu verstehen, als man es von der Wirkung klassischer Arzneimittel kennt. Homöopathische Mittel geben immer eine Information an den Körper, der einem Heilreiz entspricht. Im Falle einer *Sepia*-Gabe ist es, als würden Sie einmal pro Woche zu Ihrem Körper sagen: »Hallo, in unserem Hormonhaushalt klemmt etwas. Bitte bring das doch endlich mal in Ordnung, denn du weißt besser als ich, wie das geht.« In der Folge reagiert der Körper eben auf seine Weise und bringt die Dinge wieder ins Lot.

er sich nun mit regelrechten Aufräumarbeiten beschäftigt und seine üblichen Tagesgeschäfte solange zurückstellt. Es ist in etwa so, wie sich Ihr Computer bei einem Virenscan verhält: Solange das Programm läuft, ist er viel langsamer und unzuverlässiger. Vielleicht stürzt er sogar ab. Trotzdem stimmt alles mit ihm. Er hat nur zu tun. Und hinterher wird Ihr Rechner besser laufen als die ganze Zeit zuvor.

Es ist ebenso möglich, dass die *Sepia* Sie vollkommen reibungslos und unmittelbar in einen neuen und gesünderen Zustand bringt. Eine solche Heilung ist im Gegensatz zu allen mir bekannten Heilprozessen immer eine dauerhafte. Denn sie wurde vom Körper selbst vollbracht.

TYPISCHES WIRKMERKMAL
Gar nicht so selten entfällt nach einer *Sepia*-Kur der sonst typische Anstieg der Körpertemperatur vor dem Eisprung. Dann ist nicht etwa etwas falsch an Ihrem Zyklusablauf, sondern Ihr Körper kann den Eisprung nun viel leichter vollbringen, ohne eben die Körpertemperatur zu erhöhen. Ihre Körperzellen sind intelligent und lernen durch die homöopathischen Signale so schnell. Lehnen Sie sich doch für die Zeit Ihrer Kur einfach mal richtig zurück, gehen Sie ins Kino oder mit Freunden aus und lassen Sie Ihren Körper einmal selbst tun und entscheiden, was er selbst am besten von allen kann: sich selbst regulieren und stärken.

schon längere Zeit ein Baby wünscht, dann kann dies sehr verunsichern. Schon viel zu lange hat sie womöglich bangend auf ihren Zyklus geschaut, von dem sie immer hoffte, wenn er denn »perfekt« wäre, dann käme dies auch einer Schwangerschaft gleich.

DER WIRKUNG VERTRAUEN
Ziemlich wahrscheinlich kommt der Zyklus nach der *Sepia*-Gabe erst einmal aus seinem gewohnten Trott. Und das tut er nicht deshalb, weil etwas nicht stimmt, sondern weil

SEELISCHEN TRAUMATA BEGEGNEN

Manchmal kommt man auf dem Weg zum Kind einfach nicht weiter. Dann nämlich, wenn die Ursachen tiefer in der Familie begründet sind.

Wenn beispielsweise tief greifende, ungelöste Probleme in der eigenen Familie vorliegen, kann dies dem Kinderwunsch einer Frau machtvoll entgegenstehen. Dann ist eine *Sepia C 30*-Kur allein zu schwach. Dazu möchte ich Ihnen ein Beispiel nennen: Eine Patientin kam zu mir und erzählte mir von ihrem Mutterkonflikt. Immer sei ihre Mutter in ihrem Leben nie so recht präsent gewesen. Woran lag das? Diese Frau musste als Kind im Krieg mitansehen, wie ihre Mutter von Soldaten vergewaltigt wurde. In ihr entstand neben dem Trauma eine große Angst. Die Angst, durch eine Vergewaltigung schwanger zu werden. Tatsächlich vererben sich solche Emotionen. Die Lösung des Traumas wird damit an die folgenden Generationen übertragen. In diesem Fall war dies meine Patientin. In einem solchen Fall verordnet die Homöopathie ein Schockmittel, das weit in die Vergangenheit zurückreichen kann. Ich behandelte meine Patientin also so, als wäre dieses Trauma ihr selbst zugestoßen. Solange dieses nicht aufgelöst werden würde, wäre jeder behandelnde Einfluss auf ihre Hormonwelt zwecklos.

HEILUNG VERLETZTER GEFÜHLE

Nicht selten gibt es unausgesprochene, geheime Traumata in Familien. Ihnen auf die Spur zu kommen ist nicht leicht. Hier ist *Aconitum* gefragt, und zwar in der Potenz C 1000. Dieses Mittel kann sehr tiefe Gefühle heilen. Die Lösung des Traumas erfolgt einfach durch einen hindurch, so wie das verletzende Geschehen aus der Vergangenheit direkt bis zu einem selbst hin gewirkt hat. Dabei wirkt die C 1000 wie die 30er-Potenz: Vermutlich schlafen Sie etwas besser, sind etwas entspannter.

SO GEHEN SIE VOR:

Bestellen Sie in der Apotheke:
- *Aconitum C 1000*, 2 g, Globuli
- *Nux vomica C 1000*, 2 g, Globuli
- *Sepia C 1000*, 2 g, Globuli

Einnahme:
Im ersten Monat: einmal im Monat eine Gabe von je 10 Globuli *Aconitum C 1000*
Im zweiten Monat: einmal im Monat eine Gabe von je 10 Globuli *Nux vomica C 1000*
Im dritten Monat: einmal im Monat eine Gabe von je 10 Globuli *Sepia C 1000*

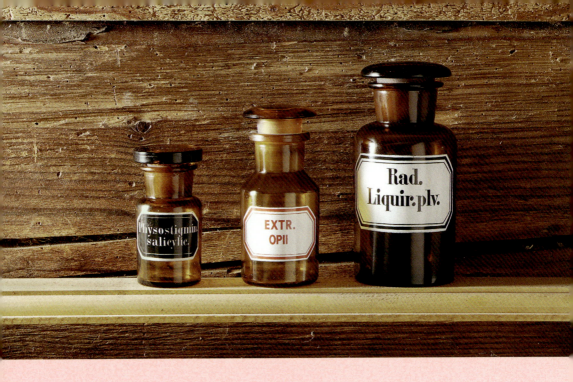

HILFEN BEI SCHMERZEN

Viele Schmerzmittel sind in der Kinderwunschzeit wenig zur Linderung geeignet, da sie die Fruchtbarkeit schwächen. Trotzdem gibt es Situationen, in denen Sie vielleicht einmal eines brauchen. Aus irgendeinem alltäglichen Befinden heraus oder aber um monatliche Zyklusbeschwerden zu lindern. Ein Schmerzmittel sollte möglichst immer an die Situation der Person angepasst sein, die es einnehmen möchte.

Welches Schmerzmittel?

So gibt es auch in der Kinderwunschzeit passende und weniger passende Schmerzmittel. Von *Naxopren* heißt es, es schwäche die Fruchtbarkeit generell, von *Ibuprofen* wissen wir, dass es den Eisprung gänzlich verhindern kann.
Zur Linderung von Menstruationskrämpfen ist daher das Medikament *Buscopan* besser

geeignet. Ebenso *Aspirin*, das im Nebeneffekt das Blut verdünnt und so vorübergehend für eine gründlichere Durchblutung des Bauchraumes sorgt.

Die elegantere Variante ist natürlich, wenn man auf die klassischen medikamentösen Schmerzmittel wenigstens stellenweise verzichten kann und stattdessen lebensfördernde Arzneien anwendet. Im Folgenden möchte ich Ihnen einige Naturheilmittel vorstellen, die sich in meiner Praxis über Jahre hinweg bewährt haben. Vielleicht können Sie wenigstens stellenweise auf sie ausweichen oder mit der Zeit sogar ganz.

Regelschmerzen lindern

Jede Frau kennt sie: die Veränderungen, die ihr Körper vollzieht, wenn er sich auf die monatliche Menstruation vorbereitet, diese vollbringt und anschließend in die nächste Etappe des Zyklus übergeht.

Diese durch das komplizierte Zusammenspiel der Hormone und unserer alltäglichen Erfahrungen und Emotionen gesteuerten Vorgänge sind sehr komplex und deshalb nicht zu vergleichen mit anderen »Schmerzen«, die man im Laufe seines Lebens haben kann. Der Monatszyklus ist mit seinen vielen daran beteiligten körperlichen Organen und Zusammenhängen wie ein eigenes Universum, in dem eine jede Frau ihren Planeten auf ihre Weise regiert und dementsprechend unterstützt werden kann.

> »Sogar Ihre Gefühle hinsichtlich Ihrer Mens können bisweilen unmittelbar auf den Zyklus wirken.«

So ist es ein Unterschied, wenn wir uns über unsere Menstruation ärgern, weil sie vielleicht so gar nicht in unseren Terminkalender passt, oder wir enttäuscht sind, dass unser Körper nicht das tut, was wir uns wünschen, oder wenn wir im Gegenteil vollkommen einvernehmlich mit diesen körperlichen Vorgängen sind.

Das Geschehen akzeptieren

Sich dem eigenen Zyklus hinzugeben, auch wenn er Ihnen gerade nicht in den Kram passt, ist ein großer Schritt weiter zu einer wirklich gelassenen Kinderwunschhaltung. Probieren Sie dazu einmal das Folgende: Legen Sie in einer entspannten Situation doch einmal beide Hände auf den Bauch und fühlen einfach nur die Wärme, die dadurch allmählich entsteht. Tun Sie das in der tief empfundenen Absicht, Ihren Bauch mit dieser Wärme ein wenig in seiner so anstrengenden Arbeit zu unterstützen. Sie werden spüren, wie sich die Wärme von Ihren Händen aus im Bauch ausbreitet und langsam ansteigt. Dadurch stellen sich alle Gefäße weiter, der Körper ist besser mit allen Nähr- und Vitalstoffen versorgt und kann seine Arbeit besser vollbringen. Ihr Bauch und sein Innenleben werden sich dabei mehr und mehr entspannen.

Das ist eine so kleine Geste. Und sie bewirkt schon einiges, besonders bei anfänglichen und noch nicht so starken Beschwerden. Und es ist so viel mehr und besser, als sich über seinen Zyklus zu ärgern, denn Ärger zieht einen immer zusammen und vergrößert den Schmerz noch.

Sich Wärme geben

Ja, Wärme tut dem Körper gut. Örtlich eingesetzte Wärme umso mehr, wenn wir Beschwerden an einer bestimmten Körperstelle haben. Warum ist das so? Wärme produziert der Körper auch selbst, wenn er viel zu tun hat. Beim Sport beispielsweise und auch bei manchen Infekten, wenn er dann ein ihm hilfreiches Fieber produziert. Er kann dann besser Erreger abwehren. Sehr, sehr gerne möchte ich daher auf dieses so einfache und wirkungsvolle kleine Hilfsmittel hinweisen. Der Wärme sollte daher immer unser erster Gedanke gelten.

Akuthelfer: Sauerstoff ...

Wo Schmerz ist, da fehlen dem Körper auch immer zwei Dinge: zum einen Sauerstoff, zum anderen Magnesium.

Beides kann man dem Körper auch bei Menstruationsbeschwerden zur Verfügung stellen. Hier gilt: Je örtlicher die Anwendung erfolgt, desto wirkungsvoller ist sie auch. Sauerstoff ist in dreiwertiger Form in *Ozonöl* enthalten. Ich liebe *Ozonöl*! Für mich gehört es in jede Hausapotheke. Eine Bestelladresse dafür finden Sie auf Seite 123. Ozon kann Bakterien jeder Art einfach vernichten, ohne dabei in irgendeiner Form aggressiv zu sein. Das gilt für alle sauerstoffabhängigen wie nichtsauerstoffabhängigen Arten. Diese Eigenschaft benötigen wir bei den Menstruationsbeschwerden sicherlich nicht, wohl aber die anderen grundlegenden Eigenschaften des Sauerstoffs. Wenn Sie nun bei Schmerzen den Sauerstoff wieder hinzufügen, stärkt das den körpereigenen Heilungsprozess aufs Allerbeste. Das gelingt ganz pri-

---

TIPP

DIE GUTE WÄRMFLASCHE

Und hier kommt die gute alte Wärmflasche ins Spiel. Eine solche sollte jeder wirklich im Haus haben und bei (Bauch-)Schmerzen zur Anwendung bringen, noch lange bevor man vielleicht zur ersten Schmerztablette greift. Alternativ darf es auch ein Kirschkernkissen sein, das Sie im Ofen erwärmen, oder ein Wärmekissen aus der Apotheke.

ma mit ozonisiertem Olivenöl. Reiben Sie sich einfach morgens oder abends in kreisenden Bewegungen Ihren Bauch damit ein. Sie werden bald spüren, wir Ihr Körper prompt seine Arbeiten besser und effizienter verrichten. kann

... und Magnesium

Wo immer etwas weh tut, fehlt auch Magnesium. Das bedeutet auf der anderen Seite, dass es zwar nicht jeden Schmerz nehmen, ihn aber fast immer lindern kann! Vielleicht kennen Sie die krampflösenden Eigenschaften des Magnsiums, weil Sie in so einem Fall einmal eine Brausetablette genommen haben. Der Nachteil an diesen Tabletten ist aber, dass sie den ganzen Verdauungstrakt durchlaufen müsse, der sie obendrein oftmals nicht verträgt. So ist man zwar eventuell etwas entspannter, hat aber nun Probleme mit der Verdauung. Magnesium muss aber gar nicht erst durch den Darm, um dann verstoffwechselt zu werden und dort zu landen, wo es gebraucht wird. Man kann es auch als Öl auf die Haut auftragen. Das nennt man dann transdermale Applikation und ist viel effektiver.

Wir setzen das *Magnesium-Öl*, ebenso wie das *Ozonöl*, nach der »Da-wo's-Methode« ein, also da, wo's wehtut.

Geben Sie also gerne im Bedarfsfall *Magnesium-Öl* dorthin, wo gerade Schmerzen sind. Es mag ein wenig brennen. Denn es entsteht Wärme, wenn der Körper das Magnesium

> **TIPP**
>
> **MAGNESIUM-BAD**
>
> Eine noch wirkungsvollere Variante ist es, ein oder zwei Tage vor der Menstruation ein Magnesium-Bad zu nehmen: Hierfür gibt man 500 g *Magnesium-Flakes* ins Badewasser und löst sie unter Rühren darin auf. Eine Bestelladresse finden Sie auf Seite 123. Bleiben Sie 20 Minuten in der Wanne und duschen Sie sich nicht ab. Nach Belieben verwöhnen Sie Ihren Körper danach mit einer Körperpackung und einem ätherischen Öl Ihrer Wahl (z. B. *Schneewittchen-Öl*). Dazu stellen Sie vorher ein Glas mit 97 g Kokosöl (Reformhaus) auf einen Heizkörper, sodass es sich verflüssigt. Rühren Sie ca. 1 bis 3 Tropfen ätherisches Öl Ihrer Wahl in das Fett und reiben sich damit ein. Danach ab ins Bett und schön entspannen!

aufnimmt. Um einen Eindruck davon zu erhalten, probieren Sie eine kleine Menge des Öls an einer nicht so sehr empfindlichen Stelle des Körpers. Es sollte nicht auf Schleimhäute gegeben werden und auch nicht in offene Wunden. So gewinnen Sie ein Gefühl dafür, wie Sie und das *Magnesium-Öl* zusammenpassen.

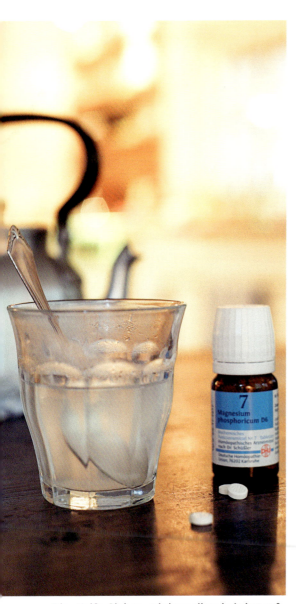

Die »Heiße Sieben« wird vor allem bei akut auftretenden Beschwerden empfohlen.

Schüssler-Salz »Heiße 7«

Es ist auch möglich, Magnesium in homöopathischer Form zu sich zu nehmen. Der Unterschied ist dieser: Während stoffliches Magnesium unmittelbare Defizite im Körper auffüllt, bewegt das homöopathische Magnesium den Körper dazu, diese Defizite selbst aufzufüllen. Es wirkt dann so, als würde es ein Kommando an den Körper senden: »Hallo, reguliere mal deine Mineralien wieder vernünftig!« Der Körper folgt der Aufforderung, manchmal auch in der Form, dass er Appetit auf bestimmte Lebensmittel entwickelt, die mit ihren Nährstoffen die Defizite wieder auffüllen.

Die »Heiße 7« hat ihren Namen daher, dass *Magnesium phosphoricum* schlichtweg das Schüssler-Salz Nummer 7 ist. Man nimmt es klassischerweise bei Schmerzen ein, insbesondere wenn diese krampfhaft sind. »Heiß«

INFO

HOMÖOPATHISCHE VERWANDTE

Die Schüssler-Salze sind ein eigenständiger Bereich der Homöopathie, die ausschließlich aus Mineralsalzen bestehen und sich besonders zur Selbstanwendung eignen. Zur Vereinfachung wurden die unterschiedlichen Mittel durchnummeriert.

heißt die 7 deshalb, weil die Einnahme von *Magnesium phosphoricum* in heißem Wasser gegenüber dem üblichen »die Arznei unter der Zunge zergehen lassen« die Schmerzlinderung beschleunigt und verstärkt.
Ganz nebenbei ist diese Rezeptur auch sehr wirksam gegen Blähungen.
Für die »Heiße 7« gibt es im Schmerzfall keine Höchstdosierung. Sie können das Mittel so lange nehmen, bis Sie eine Besserung spüren. Es ist also gegebenenfalls vollkommen in Ordnung, wenn Sie dafür zwei oder drei Tassen benötigen sollten.
Um stärker in den Mineralienausgleich einzugreifen, können Sie im Anschluss an eine Anwendung der »Heißen 7« einen Monat lang zwei bis drei Mal täglich je eine Tablette *Magnesium phosphoricum* unter der Zunge zergehen lassen.

Moxa-Behandlung

Die Schmerzbehandlung mit dem Moxastab stammt aus der traditionellen chinesischen Medizin und eignet sich bestens auch für die Selbstbehandlung. Wieder geht es um Wärme, und zwar um eine möglichst gezielt eingesetzte. Der Moxastab ist eine Zigarre aus Beifuß. Dieser Heilpflanze sagt man reinigende und wärmende Eigenschaften nach. Der Stab wird an einem Ende angezündet, – wie eine Zigarre – und die Glut ist die Wärmequelle für die Behandlung. Für den Anfang aber bitten Sie Ihren Partner oder eine gute Freundin, bis Sie auch ganz sicher sind und sich gut an den Umgang mit der Glut gewöhnt haben.

Richtig Moxen

1 Legen Sie sich bequem auf den Rücken, vielleicht mit einem Kissen unter den Knien. Halten Sie auf einem Beistelltisch den Moxastab, ein Feuerzeug, einen Teller für die Asche und ein Glas Wasser bereit. Ihr

> **TIPP**
>
> **SO WIRD'S GEMACHT**
> Und so bereiten Sie eine »Heiße 7« zu: Geben Sie 10 Tabletten des Schüssler-Salzes Nummer 7 – also *Magnesium phosphoricum D 6* – in eine Tasse und lösen sie unter Schwenken oder Umrühren in 200 ml heißem Wasser auf. Trinken Sie diese Zubereitung langsam und in kleinen Schlucken in einem Zeitraum zwischen 10 und 30 Minuten aus. Nach jedem Schluck machen Sie dabei eine Pause. Die Wirkung der »Heißen 7« können Sie nochmals verstärken, wenn Sie jeden Schluck im Mund weiter bewegen. Je akuter Ihre Schmerzen sind, desto kleiner sollten die Schlucke sein und desto länger sollten Sie sie im Mund bewegen.

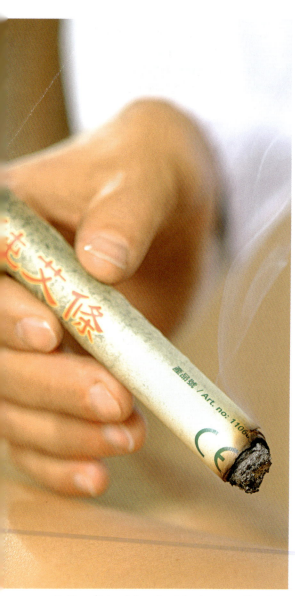

Partner kann nun die Moxazigarre anzünden und dann ab und zu in die Glut pusten, bis sich die erste Asche löst. Sobald sich die Glut von selbst erhält, kann er an seinem Handrücken ausprobieren, wie nah er mit der Moxazigarre an die Hautoberfläche he-rangehen muss, damit die Wärmezufuhr richtig ist: nicht zu wenig und nicht zu viel.

2 Nun kann er den Moxastab über Ihre Bauchmitte halten. Aus Sicht der traditionellen chinesischen Medizin befinden sich zwischen Bauchnabel und Schambein die großen Akupunkturpunkte, die durch das Moxen stimuliert werden.

3 Am besten nähert Ihr Mann den Moxastab in angemessener Entfernung gleich unterhalb des Bauchnabels Ihrer Haut, bis Sie die Wärme wahrnehmen können. Stimmen Sie sich mit ihm ab, welcher Wärmegrad Ihnen angenehm ist.

4 Allmählich beginnt nun Ihr Partner, den Moxastab abwärts zu bewegen. Sie werden bald spüren, wie angenehm die Wärme auf den Bauch wirkt, und bald werden Sie Stellen fühlen, an denen sie förmlich in ihn hineinströmt. Hier verweilen Sie länger. Geben Sie Ihrem Bauch so viel Wärme, wie er verlangt. Meist sind das etwa 20 Minuten.

5 Am Ende einer jeden Bauchbehandlung kann man den Jen-Mo-Meridian entlanggehen. Das ist eine unsichtbare Leitbahn unter der Haut, die genau in einer Linie von oben nach unten auf der Körpermitte verläuft. Einfach mit dem Stab nach und nach erwär-

Beifuss (Artemisia vulgaris), eine von alters her geschätzte Gewürz- und Heilpflanze ist der Hauptbestandteil des Moxastabs.

men und dort, wo Sie spüren, dass die Wärme besonders in den Bauch fließen möchte, ein wenig länger verweilen, bis Ihr Bauch sagt: »Danke, das tat gut.« Bleiben sie anschließend noch ein wenig liegen, warm eingepackt unter einer Decke.

6 Inzwischen kann Ihr Partner den Moxastab löschen, indem er die Glut kurz ins bereitgestellte Wasser tippt. So können Sie den Moxastab weiter verwenden.

Ein gesunder Bauch sollte immer warm sein. In der Kinderwunschzeit ist es aber häufig so, dass ihm Wärme fehlt. Sie können in diesem Fall die Anwendung des Moxastabes auf einen Monatszyklus ausweiten. Zwei bis fünf Anwendungen in der Woche sind in Ordnung. Tatsächlich aber werden Sie selbst genau spüren, ob Ihr Körper weitere Anwendungen benötigt und wann nicht mehr. Ihr Bauch wird lernen, seine Wärme wieder selbst zu halten und der Bedarf der Anwendungen nimmt deshalb mit der Zeit ab.

Wärmendes Bäuchlein-Öl

Sollte Ihnen die Anwendung mit dem Moxastab nicht liegen, weil Sie vielleicht den intensiven Duft des Wermuts nicht vertragen, oder es passt Ihnen zeitlich nicht so gut, dann lohnt sich noch eine andere Anwendung. Sie kennen ja bereits das Prinzip der wärmenden Einreibungen. Versuchen Sie es daher ruhig auch einmal mit einer wärmenden Salbe. In meiner Praxis hat sich das *Bäuchlein-Öl* von Sunarom bewährt. Es wurde einst für Babys rezeptiert, daher stammt auch der Name, und so wirkt es auch: babysanft! Die Mutter eines Säuglings berichtete uns, dass sie bei Menstruationsschmerzen das Öl kurzerhand auch bei sich selbst anwendete. Die Behandlung damit wirkte so gut, dass sie bei Monatsbeschwerden bei dieser Rezeptur blieb. Wir wiederum erzählten in der Praxis anderen Frauen davon und viele von ihnen verliebten sich regelrecht in das *Bäuchlein-Öl*. Gönnen auch Sie sich nach der Einreibung eine Viertelstunde Pause und bleiben Sie mit einer Wärmflasche oder einem Kirschkernkissen liegen. Sollte es Ihnen helfen, dann wenden Sie es doch auch ab und an in beschwerdefreien Zeiten an, um den Körper zu stärken.

> **TIPP**
>
> **JOHANNISKRAUT-HYDROLAT**
>
> *Johanniskraut-Hydrolat* ist immer dann angezeigt, wenn frühere Eingriffe in den Hormonhaushalt die Menstruationsschmerzen verursacht haben. Es bringt die Regel zum Fließen und wirkt stimmungsaufhellend. Behalten Sie Ihre bisherigen Anwendungen bei und ergänzen Sie sie mit der Einnahme von Hydrolat einen Monat täglich 1 bis 3 Teelöffel (Plastik!).

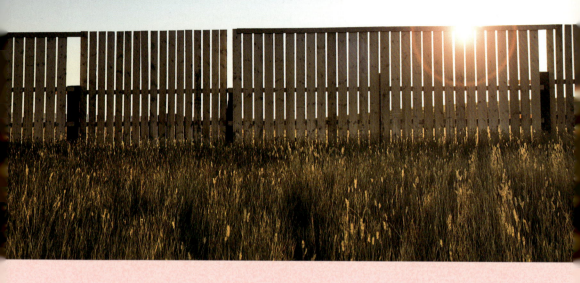

HINDERNISSEN SANFT BEGEGNEN

Das Thema Sexualität kommt naturgegebenerweise nicht gerade selten in meiner Praxis zur Sprache. Viele Paare berichten dann, dass oft der Kinderwunsch selbst ein regelrechter Lustkiller ist. Es gibt aber auch nicht wenige Frauen und Männer, die mit der eigenen Sexualität in ihrer Beziehung auch vorher schon grundsätzlich nie so recht zufrieden waren, auch wenn sie sich lieben und einander zugetan sind.

Fehlende Lust

Mangelnde Lust auf Zärtlichkeiten kommt phasenweise auch in den besten Familien vor und wird von den betroffenen Paaren meist ganz von selbst überwunden. Besteht eine solche Phase aber in der Kinderwunschzeit, dann gerät man schnell in einen Doppelstress, denn ohne Sex besteht nun einmal keine Chance auf eine Empfängnis.

Es macht dann keinen Sinn, die Flucht nach vorne anzutreten und den Partner zu weiterem, vielleicht noch lustloserem Sex zu überreden oder zu verführen. Ich weiß, dass viele Frauen in solchen Fällen versucht sind, ihren Partnern ein größeres Begehren vorzuspielen, als tatsächlich vorhanden ist – nur um die Chance eines bevorstehenden Eisprungs nicht untätig vergehen zu lassen. Doch langfristig verschlimmert das die Unlust nur. Um diese Abwärtsspirale auszubremsen, brauchen Sie unbedingt wieder positive sexuelle Erlebnisse, die so schön sein sollten, dass durch sie von ganz allein eine Sehnsucht nach mehr entsteht.

Die Lust wieder keimen lassen

Oft funktioniert dies – auch wenn ich auf den vorigen Seiten ausdrücklich vor zu langen Karenzen gewarnt habe: Versuchen Sie ruhig einmal, eine Sexpause zu zelebrieren. Sie darf sein! Sollte der Kinderwunsch zu weit in Ihre Sexualität hineingewirkt und für Lustlosigkeit gesorgt haben, versuchen Sie, Kinderwunsch und Sex zu trennen. Ich erwähnte das bereits am Anfang des Buches. Nun warten Sie einfach in aller Ruhe, bis wieder von selbst Lust aufkommt. Das ist nicht zu verwechseln mit einer resignativen Haltung à la »die Dinge einfach so laufen lassen, wie sie sind«. Nehmen Sie sich in dieser Phase lieber öfter bewusst Zeit für Ihren Partner. Gehen Sie miteinander aus. Haben Sie schöne gemeinsame Erlebnisse, und das nicht mit der Absicht, danach intim zu werden sondern genau im Gegenteil: Erfahren Sie Ihre Nähe und das, was Sie verbindet, ohne gemeinsamen Sex danach. Nehmen Sie dann eine wieder aufkeimende Lust wahr und zelebrieren Sie dieses Gefühl, damit es heranwachsen kann.

Sich helfen lassen

Hat die Sexualität in Ihrer Partnerschaft von Anfang an eher eine geringere Rolle für Sie beide gespielt, so kommt ihr doch naturgegeben jetzt in der Kinderwunschzeit nun wesentlich mehr Wichtigkeit zu.
Hier können Paar- und Sexualtherapeuten sehr gute Arbeit leisten. Ein befreundeter Paartherapeut erzählte mir einmal, dass viele seiner Klienten ihre Behandlung plötzlich bei ihm abbrechen, weil sie unerwartet schwanger geworden sind, obwohl die Erfüllung eines Kinderwunsches vorher gar nicht Therapieziel war. Die Erfahrungen in meiner Praxis sind ähnlich.

> **TIPP**
>
> **MACA MACHTS**
> Sie können solche lustlosen Phasen auch mit *Maca* unterstützen. Die Wurzel steigert bei den meisten Menschen die sexuelle Empfindsamkeit
> ▶ siehe Seite 59 und 123.

Trockenheit der Vagina

Ein ausgiebiges, von beiden Partnern genossenes Vorspiel wird über kurz oder lang immer auch für ausreichend Feuchtigkeit in der Vagina der Frau sorgen.

Hier gilt nach wie vor: Je genießerischer die Zärtlichkeiten im Vorfeld sind und je größer die Lust der Frau, desto stärker entwickelt sich auch die Feuchtigkeit. Deshalb steht diese Tatsache natürlich an erster Stelle. Das Vorspiel steht doch immer für Vorfreude auf den eigentlichen Akt. Tragen Sie also beide dazu bei, so lange wie möglich in dieser lustvollen, anregenden Stimmung zu bleiben.

Gel oder Zäpfchen?

Viele Paare nehmen beim Sex auch gerne feuchtigkeitsspendende Gels zu Hilfe. Das ist ebenfalls ein guter Weg. Ich möchte Ihnen an dieser Stelle aber noch die Möglichkeit ganz besonderer Zäpfchen vorstellen, die sich optimal zum Befeuchten eignen und zudem noch angenehm duften. Rosenzäpfchen werden in die Vagina eingeführt und wirken hervorragend und sanft bei wiederkehrenden leichteren Vaginalentzündungen. Sie unterstützen auch den Aufbau der Scheidenschleimhaut, beispielsweise nach medikamentös behandelten Pilzinfektionen. Viele Frauen, die Rosenzäpfchen verwenden, berichteten mir, dass sie die Zäpfchen auch gerne zur Unterstützung eines schöneren Vorspiels nutzen. Ein Nebeneffekt der kleinen Helfer ist unter anderem, dass für etwa 24 Stunden danach noch ein sehr zarter Rosenduft den ganzen Körper durchströmt. In der ersten Zeit nach dem Einführen schmilzt das Zäpfchen und unterstützt so auf angenehmste Weise die Feuchtigkeit während des Liebesspiels.

Vaginalpilz

Eine entzündliche Pilzinfektion der Scheidenschleimhaut ist eine der häufigsten Infektionen der weiblichen Geschlechtsorgane. Sie kann eine der Hürden beim Kinderwunsch darstellen, die sich aber beheben lässt, denn die Entzündung kann man naturheilkundlich gut behandeln. Typisch dafür ist der Juckreiz. Hervorgerufen werden die unangenehmen Symptome in den meis-

> **TIPP**
>
> **DAS KANN IHR ARZT TUN**
>
> Sollten Sie trotz allem das Gefühl haben, die Feuchtigkeit sei dennoch ungenügend, lassen Sie Ihren Arzt den Spiegel Ihrer Geschlechtshormone testen. Dies gilt besonders für die Zeit nach Hormongaben im Rahmen einer künstlichen Befruchtung. Oft kann man hier auch durch Phytoöstrogene unterstützend eingreifen.

ten Fällen von Hefepilzen (*candida albicans*). Als Gegenmittel sind vor allem Milchsäurebakterien sehr hilfreich, da sie zum einen die Bakterien auffressen, die den Scheidenpilz fördern, und gleichzeitig dafür sorgen, dass die Vaginalflora wieder ins Lot kommt. Die schulmedizinische Vorgehensweise besteht darin, die Pilze mit pilztötenden Stoffen zu bekämpfen. Das hilft auch oft, nur ist damit noch nicht wieder eine gesunde Vaginalflora hergestellt, in der Hefepilze und Bakterien in einem gesunden Verhältnis miteinander leben. Die häufige Folge ist, dass die bekämpften Pilze immer wieder kommen.

Die Scheidenflora harmonisieren

Tritt dieses Phänomen auf, dann ist eine »Bekämpfung« nicht mehr das geeignete Mittel. Jetzt kann es nur darum gehen, eine gesunde Vaginalflora mit sanften Mitteln wieder aufzubauen. Ich empfehle meinen Patientinnen in solchen Fällen immer *Döderlein Vaginalzäpfchen* (Apotheke). In ihnen ist nichts weiter enthalten als Milchsäurebakterien. Diese unterstützen die bereits im Körper vorhandenen Bakterien, mit den ebenfalls in jedem gesunden Organismus vorkommenden Pilzen in eine gesunde Balance zu kommen. Das funktioniert wunderbar. Wenn Sie möchten, können Sie anschließend den Aufbau Ihrer Scheidenschleimhaut mit *Rosenzäpfchen original* unterstützen ▶ siehe Seite 123.

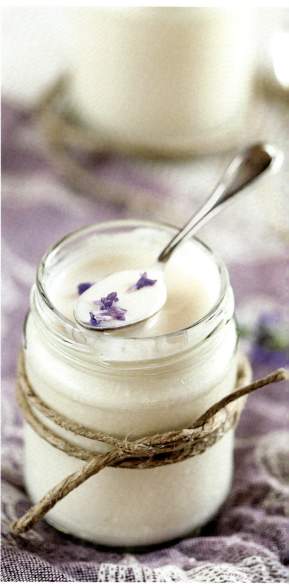

Milchsäurebakterien in Quark, Buttermilch oder Joghurt harmonisieren die Vaginalflora.

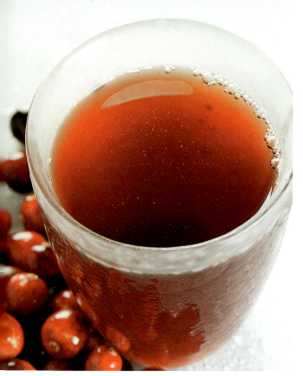

Cranberries und ihr Saft sind reich an Vitamin C und können Harnwegsinfekte lindern helfen.

Harnwegsinfekte

Manche Frauen bekommen sie immer wieder: unangenehme Reizungen und Infekte der Harnwege. Bei den meisten von ihnen treten dann die typischen Symptome einer Blasenentzündung wie Juckreiz, häufiger Harndrang und teilweise große Schmerzen beim Wasserlassen auf. Ursachen sind über die Harnröhre aufgestiegene Bakterien. Meistens handelt es sich dabei um das aus dem eigenen Stuhl stammende Darmbakterium *Escheria coli*. Ein geschwächtes Immunsystem begünstigt die Infekte.

Hilfreiche Maßnahmen

Treten die Entzündungen immer nur im Zusammenleben mit einem bestimmten Partner auf, sollte sich auch der Mann bei Gelegenheit von einem Arzt untersuchen lassen, ob er eventuell beim Sex – ohne es zu wollen – Bakterien auf Sie überträgt (!).
Handelt es sich jedoch um eine sogenannte Honeymoon-Zystitis (engl.: Flitterwochen) – also eine Blasenreizung, die immer unmittelbar nach dem Geschlechtsverkehr auftritt –, können Sie versuchen, beim Sex sehr viel sanfter miteinander umzugehen.
Hilfreich für alle von Harnwegsinfekten betroffenen Frauen ist es, ihr gesamtes urogenitales System mit Blase und Nieren zu stärken. Empfehlenswert sind dazu auch die Fruchtbarkeitsmassage ▶ **siehe Seite 70** oder wärmende Einreibungen der Bauchdecke ▶ **siehe Seite 66**, entweder mit einem ätherischen Öl Ihrer Wahl oder mit *Retterspitzsalbe* (Apotheke).

TIPP

CRANBERRIES

Ein wirklich sehr zuverlässiger Helfer bei wiederkehrenden Harnwegsentzündungen ist Cranberrysaft. Trinken Sie bei Bedarf zwei Mal täglich ein Schnapsglas mit *Cranberry-Muttersaft* (Reformhaus, Bioladen).

> **TIPP**
>
> **SITZ-DAMPFBAD**
> Ebenfalls sehr wirkungsvoll und äußerst entspannend ist ein aufsteigendes Dampfbad im Sitzen. Hierfür stellen Sie einen kleineren Topf oder einen Sitzbadeinsatz (Sanitätshaus) mit sehr heißem Wasser in das Toilettenbecken, setzen sich mit bloßem Unterleib auf die Toilette und wickeln ein großes Handtuch um sich, so dass der wärmende Dampf nicht zur Seite entweichen kann. Nach Belieben können Sie auch *Kamillentee* oder ätherische Öle dazugeben. Stark antibakteriell auf die Schleimhäute wirkt reines *Sandelholz-Öl*. Geben Sie einen Tropfen in eine kleine Flasche mit Wasser, verschütteln ihn und geben die Mischung ins Sitzbad. Bleiben Sie mindestens 5 bis 10 Minuten sitzen und wiederholen Sie die Anwendung 2 bis 3 Mal am Tag.

Eisenmangel

Dem Symptom des Eisenmangels begegne ich in meiner Praxis neuerdings wieder häufiger, und zwar vorwiegend bei meinen jüngeren Patientinnen. Der Mangel an dem Sauerstoff transportierenden Spurenelement im Blut zeigt sich in Symptomen wie Müdigkeit und Schwäche, Nervosität und Reizbarkeit, Atemnot und Herzklopfen. Auf Dauer raubt Eisenmangel die Lebenslust und Leistungsfähigkeit.

Hauptursache: Stress

Welches sind die Ursachen? Bei den jüngeren Frauen beobachte ich eine häufige Tendenz zu Dauerstress – ein Phänomen, das sich besonders in den beruflichen Situationen der Menschen manifestiert und ungehemmt ausbreitet. Dabei ist Stress für viele gesundheitliche Störungen verantwortlich. Kommen dann noch eine suboptimale Ernährungs- und Lebensweise (zu wenig Bewegung, Entspannung und Schlaf) dazu, ist Stress ein entscheidender Co-Faktor dieses für mich als »moderne Zeiterscheinung« empfundenen Eisenmangels.

VERSCHIEDENE PATIENTENGRUPPEN

Das scheint also die aktuelle Eisenmangelformel zu sein: sehr einfach und logisch. Sie unterscheidet sich dadurch von den deutlich weniger oft auftretenden Eisenmangel-zu-ständen einiger meiner älteren Patientinnen. Bei ihnen sind wesentlich mehr Faktoren für die Blutarmut (Eisenmangelanämie) ausschlaggebend. Auch ist ihre Wiederherstellung aufgrund der Ursachenvielfalt deutlich aufwendiger und langwieriger. Doch in beiden Fällen steige ich zur Behandlung immer »sehr einfach und logisch« ein.

Wie Ernährung helfen kann

Für diese einfachen und logischen Maßnahmen zur Behebung einer Eisenmangelanämie möchte ich Ihnen gerne ein Bild aus meiner Biografie geben: In meiner Familie war es üblich, dass Mütter und Großmütter sehr auf die Gesundheit der Kinder achteten. Eisenmangel war ihnen aus den Mangelzeiten des Krieges ein bekannter Begriff. Doch wussten sie aus Erfahrung, welche Nahrungsmittel unserer Gesundheit dienlich waren. Naturgemäß gehörte dazu auch eine ausreichende Eisenversorgung. Die erste Säule der familiären Gesunderhaltung waren jedoch drei feste Mahlzeiten am Tag. Alle Gerichte waren frisch zubereitet, meist recht einfach und – ganz wichtig – man kam zur gemeinsamen Essenspause am Familientisch zusammen. Dieses unscheinbare, heute zunehmend verschwindende Ritual schenkt allen Beteiligten eine Atempause im Alltag und viel Geborgenheit, wenn es draußen stressig hergeht.

GESUNDE EISENSPENDER

Viele Hauptmahlzeiten hatten besondere, oft eisenhaltige Beilagen, ohne dass dies groß thematisiert wurde: Da gab es dann ein Paar Scheiben Rote Bete zum Tafelspitz, gehackte Zwiebeln auf der Sülze, ausgelassenen Speck zu den Pellkartoffeln, eingelegte Gurken in vielen Variationen, immer einen kleinen Salat nebenbei sowie Nachtisch mit saisonalen Früchten aus dem Garten. Im Winter wurden wir mit Äpfeln und Nüssen versorgt, morgens bekamen wir Haferflocken und ein Glas roten Traubensaft, in den ein Eigelb verrührt wurde. An sehr kalten Wintertagen gab es morgens vor der Schule eine kleine Suppe und im Sommer Fruchtkaltschalen

Ein wunderbarer Eisenspender im Sommer sind frische, reife Kirschen – genießen Sie dieses köstliche Geschenk aus der Natur und lassen dabei Ihre Seele baumeln.

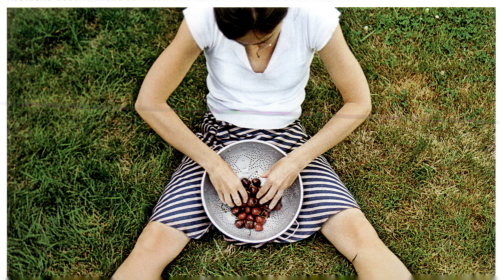

zwischendurch, Kirschsuppe oder Hefeklöße mit Pflaumen. Und die Nachbarn drückten uns Kindern beim Herumstreunen immer ungefragt einen Apfel in die Hand.

MODERNES EISENMANGEL-LEBEN

Gesundheitserhaltender kann eine Ernährung auch aus heutiger Sicht schlichtweg nicht sein. Doch ist die heute übliche Ernährungs- und Lebensweise meilenweit entfernt von dem. Gerade jüngere Menschen müssen heute weite Arbeitswege zurücklegen, die Arbeitszeit ist oft auch sehr lange und die Belastung am Arbeitsplatz nimmt in vielen Fällen unaufhörlich zu. Gegessen wird schnell mal zwischendurch etwas und auf die Hand, ohne groß darüber nachzudenken, was man da futtert. Wir alle kennen diese Entwicklung, wir leben sie ja. Kein Wunder, dass Eisenreserven, die dafür sorgen, dass ausreichend Sauerstoff im Blut transportiert wird, weniger werden.

WAS AUCH ZEHREND WIRKT

Ein weiterer wichtiger Punkt in diesem modernen Eisenmangel-Szenario ist, dass viele Menschen im übertragenen Sinne »keine Zeit mehr zum Spielen« haben. Es gibt fast keine Freiräume mehr, in denen man mal nach Herzenslust die Seele baumeln lassen kann. Heute ist selbst die wenige Freizeit durchgeplant und wird in einem Terminkalender notiert und bietet so wieder keinen richtigen Freiraum mehr.

Der andere wichtige Punkt sind bei vielen mangelnde Naturerlebnisse. Es fehlen frische Luft und Sonne!

Dem Mangel sinnvoll begegnen

Sie können eine Menge dafür tun, um Ihre Eisenreserven zu schonen und regelmäßig wieder aufzufüllen:

VITAMIN C

Im Grunde hätte man selbst bei einer fleisch- und fischreichen Fastfood-Ernährung einigermaßen ausreichend Eisen zur Verfügung. Das Problem: Der Körper kann es oft nicht aufnehmen. Oft fehlt Vitamin C, das die Aufnahmefähigkeit des Körpers für Eisen steigert. Nehmen Sie das Vitamin jedoch schon am Morgen auf, kann Ihr Körper prima den ganzen Tag lang das Eisen aus weiteren Mahlzeiten aufnehmen. Fügen Sie Ihrem Frühstück entweder den Saft aus drei Orangen zu oder essen Sie eine halbe rote Paprikaschote. Wer es deftig mag, kann

> **WICHTIG**
>
> **WANN ZUM ARZT?**
> Ein Eisenmangel durch einen regelmäßig zu hohen Blutverlust während der Menstruation sollte engmaschig von Ihrem Gynäkologen oder Hausarzt betreut werden.

sich zum Spiegelei am Morgen eine Zwiebel mitschmoren. Sie allein deckt schon den Tagesbedarf an Eisen.

NATÜRLICHE EISENQUELLEN

Bezirzen wir unseren Körper im weiteren Tagesverlauf am besten mit natürlichem Eisen. Das geht sehr praktisch mit Kräutern, allen voran Petersilie. Stellen Sie sich also einen Topf Petersilie und noch ein paar andere Kräuter auf das Fensterbrett. Nutzen Sie jede Gelegenheit, Ihre Mahlzeiten und Snacks mit diesen grünen Gesundheitshelfern zu ergänzen. Streuen Sie Oregano aufs Käsebrot oder Thymian auf die Leberwurst. Bereiten Sie einen Kräuterquark zu und naschen Sie ab und zu mal davon.

VITAMIN D

Achten Sie auf Ihren Vitamin-D-Wert ▸ siehe Seite 41. Wird ein Mangel an diesem Hormon behoben, erholt sich in der Folge immer auch der Eisenwert und meist sogar der AMH-Wert (das ist der Marker für die Fruchtbarkeit einer Frau) ▸ siehe Seite 113.

PCO-Syndrom

Wenn eine Frau mit einem PCO-Syndrom (Polzystisches Ovar-Syndrom) einen Kinderwunsch hat, dann ist eine enge, vertrauenswolle Zusammenarbeit mit einem guten, auf gynäkologische Endokrinologie spezialisierten Frauenarzt für sie unerlässlich. Das halten wir in der alternativen Kinderwunsch-Therapie ebenso. Alle unsere Behandlungsansätze gelten dann als additiv und begleitend.

Sich gut um sich kümmern

Auch mit einem PCO-Syndrom kann man gut im Kinderwunsch vorankommen. Passend sind hier die in Kapitel 1 beschriebenen allgemeinen Anwendungen. Lernt man, nicht mehr nur ausschließlich auf die Häufigkeit der eigenen Monatsblutung zu schauen, sondern sich wieder mehr nach dem eigenen körperlichen Allgemeinbefinden zu richten, dann folgen oft wie von selbst die eindeutigeren, spürbaren Anzeichen einer Besserung. Beim Kinderwunsch sind das einerseits die Zunahme von Eisprüngen, andererseits auch die der Blutungen. In diesem Zusammenhang ist es vielleicht hilfreich, zu wissen, dass sich stets zuerst die Eizellqualität verbessert. In der Zyklusfrequenz ist sie erst etwas später sichtbar.

TIPP

MMMH, MANDELMUS!

Neben Petersilie ist Mandelmus eine hervorragende und sehr leckere Eisenquelle. Es ist außerdem reich an den Vitaminen E und B 2 und enthält viel Kalzium und Magnesium.

HINDERNISSEN SANFT BEGEGNEN

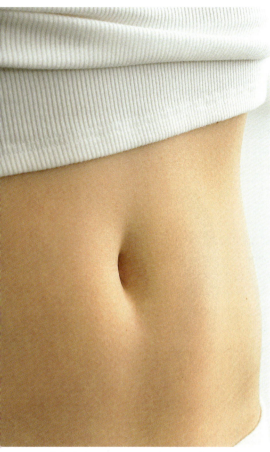

Auch bei einem PCO-Syndrom sind Einreibungen sehr tiefenwirksam.

FRUCHTBARKEITSMASSAGE

Die Fruchtbarkeitsmassage führen wir in meiner Praxis bei Frauen mit einem PCO-Syndrom in einer anderen Regelmäßigkeit durch als bei anderen Frauen. Hier gilt es nämlich nicht, beispielsweise durch eine intensive Kur von sechs Massagen binnen sechs Wochen alles zackig auf Vordermann zu bringen. Viemehr heißt es hier, nach einem deutlichen Auftakt von einer oder zwei Massagen im Abstand von etwa einer Woche in einen Massagerhythmus zu kommen, der mindestens einmal im Monat für eine Tonisierung und Durchblutung des Bauchraumes sorgt. Sie sehen schon: Hier geht es eher um eine Langstrecke mit weniger häufigen Massagen in einem längeren Abstand voneinander.

EINREIBUNGEN

Meine PCO-Patientinnen geben sich allmorgendlich auch *Schneewittchen-Öl* auf die Bauchdecke ▸ siehe Seite 66, und zwar genau dort, wo die Eierstöcke liegen. Das gibt einen regelmäßigen Heilimpuls, ganz so, als wolle man die Ovarien aus einem Schneewittchenschlaf erwecken. Eine meiner Patientinnen mit PCO-Syndrom schrieb mir, als sie mir glücklich ein Ultraschallbild ihres Babys schickt: »Liebe Biggi, DAS (!) war der Kuss des Märchenprinzen …« Da hatte sie sehr recht.

WEITERE MASSNAHMEN

Nicht nur die Eierstöcke, sondern auch die Hypophyse muss aus ihrem Schneewittchenschlaf erweckt werden. Hier haben wir in der Praxis mit *Phyto L* und *Phyto C* ▸ siehe Seite 57 und 123 gute Erfolge. Alle anderen der hier empfohlenen Maßnahmen scheinen dann besser anzuschlagen.

TIPP

INOSITOL

Inositol (Now Foods, zu bestellen z. B. über amazon) stärkt die Empfängnisfähigkeit und hilft, überschüssige männliche Sexualhormone zu reduzieren. Nehmen Sie bei Bedarf anfangs 1 Kapsel à 500 mg und beobachten Sie die Veränderungen Ihres Allgemeinzustandes wie auch Ihren Zyklus. Mit der Zeit können Sie auf 2 Kaspeln täglich erhöhen. Sollte sich nach sechs Monaten keine Wirkung zeigen, dann war *Inositol* nicht das passende Mittel. In meiner Praxis wirkt es jedoch fast immer. Lassen Sie Ihrem Körper seine Zeit.

Inositol, das zur Gruppe der B-Vitamine gehört und Bestandteil von Lezithin ist (wichtig für die Zelldurchlässigkeit), empfiehlt sich besonders dann, wenn mit dem PCO-Syndrom eine sogenannte Insulinresistenz einhergeht. Dabei werden die Zellen unempfindlich gegen das Hormon Insulin – Zucker wird nicht mehr eingeschleust und kursiert im Blut – ein Kennzeichen für einen beginnenden oder bestehenden Diabetes. Auch bei gleichzeitigen Schilddrüsenproblemen (z. B. Hashimoto Thyreoiditis) kann *Inositol* einen sehr, sehr guten Einfluss auf die Eizellreife haben.

VITAMIN D

Last not least ist auch hier immer auf einen ausreichenden Vitamin-D-Wert zu achten. Genießen Sie die Sonne, sehen Sie sich die Tipps zum Thema ab Seite 41 an – und: Essen Sie ausreichend Eier von glücklichen (Bio-)Hühnern. Lassen Sie von Ihrem Arzt anhand eines Blutbilds auch prüfen, ob eine zusätzliche Einnahme von *Inositol* plus *Cholin* (Now Foods) für Sie jetzt passend wäre.

HOMÖOPATHIE

Im Sinne der Homöopathie wird das PCO-Syndrom dem tuberkulinischen Miasma – also einem bestimmten familiären Gesundheits-Urthema – zugeordnet. So tritt PCO gehäuft in Familien auf, in denen Vorfahren an einer Tuberkulose erkrankt waren. Gelingt es einem in miasmatischer Homöopathie erfahrenen Behandler, dieses Thema aufzulösen, so können sich in der Folge bei den Patienten alle Symptome zurückbilden, die zuvor aufgrund dieses Miasmas entstanden sind. Das braucht in aller Regel etwas Zeit, gibt aber Aussicht auf eine wirklich tief greifende Heilung, die ja auch für die gesundheitlichen Bereiche außerhalb des Kinderwunsches sehr wichtig sind. Eine Adresse für erfahrene klassische Homöopathen finden Sie auf Seite 123. Von den empfohlenen Naturheilmaßnahmen sind beim PCO-Syndrom auch alle Anwendungen überlegenswert, die für eine Eizellreife förderlich sind.

Eizellreifestörungen

Wenn die Diagnose Eizellreifestörung heißt, ist die Verzweiflung bei den betroffenen Frauen oft groß. Dabei lohnt sich ein Blick auf die Ursachen, aus der sich manche hilfreichen Maßnahmen ergeben können.

Ursache: Hormonbehandlung

Ging einer Eizellreifestörung eine längere Hormonbehandlung oder auch die regelmäßige Einnahme der Antibabypille voraus, so ist hier Johanniskraut das Mittel der Wahl. Ich persönlich bevorzuge *Johanniskraut-Hydrolat* ▶ **siehe Seite 123**. Sie werden aber auf dem Markt – in Apotheken, gut sortierten Drogeriemärkten und Reformhäusern – Johanniskrautpräparate in verschiedensten Variationen finden. Nehmen Sie das Präparat Ihrer Wahl ein, bis es Wirkung zeigt. Meist ist das schon nach einem Monat der Fall. Sollte nach drei Monaten noch nichts passiert sein, dann hören Sie auf mit der Einnahme, denn dann ist das nicht Ihr passendes Mittel. Das schreibe ich allerdings wirklich nur vorsichtshalber: Gehen Sie ruhig davon aus, dass es wirkt.

Bei chronischer Störung

Besteht die Eizellreifestörung schon über eine sehr lange Zeit, ohne dass Hormone diese verursacht haben, dann ist *Phyto L* das Mittel der Wahl ▶ **siehe Seite 123**. Es regt die Hypophyse an und wirkt von hier aus regulierend auf den Hormonhaushalt. Darüber hinaus ist es bei Gelbkörperschwäche indiziert und diese ist bekanntlich immer erst die Folge geschwächter Eizellen. Die Symptome, die mit dieser Störung einhergehen, sind ein verkürzter Zyklus bei regelmäßig erfolgendem Eisprung.

NATURIDENTISCHES PROGESTERON

Wenn beide Maßnahmen nicht fruchten, besprechen Sie mit Ihrer Gynäkologin die Anwendung einer *Creme mit naturidentischem Progesteron* ▶ **siehe Kasten**.
Es ist so: Schwächelt der Eisprung einer Frau mit Kinderwunsch, so steht in der Folge dem Körper auch weniger Progesteron zur Verfügung. Progesteron und Östrogene beeinflussen sich gegenseitig. Ein niedriger

> **WICHTIG**
>
> **DIE RICHTIGE ANWENDUNG**
> Lassen Sie sich das Rezept wie folgt von Ihrem Arzt verschreiben: 3 g Progesteron, 1,5 g Vitamin E-Acetat, Basiscreme ad 100 g. Sie cremen am besten abends ca. ein erbsengroßes Salbenstück in die Armbeugen. Beginnen Sie damit stets erst nach dem Eisprung und niemals davor, sonst kehrt sich die Wirkung um.

TIPP

WAS SIE NOCH TUN KÖNNEN
- Verzichten Sie auf Paracetamol als Schmerzmittel, denn der Wirkstoff stört die Eizellreifung.
- Ergänzen Sie Ihre Nahrung durch einen hochdosierten Vitamin-B-Komplex (z. B. Megasorb von Solgar / Apotheke) und nehmen Sie zusätzlich drei Mal täglich 500 mg Inositol ein. Dieses wirkt auch stimmungsaufhellend und hilft wunderbar gegen Gemütsprobleme in der prämenstruellen Phase.

Progesteronwert in der zweiten Zyklushälfte bewirkt daher auch einen relativ verminderten Östrogenspiegel in der folgenden ersten Zyklushälfte. Ist dieser aber zu niedrig, fehlt der Eizelle die Kraft zum Heranreifen. In diesen Kreislauf können Sie eingreifen, indem Sie den Progesteronspiegel in der zweiten Zyklushälfte anheben. Dazu bedarf es nur sehr wenig Progesteron, viel weniger als in herkömmlichen Präparaten.

Endometriose

Endmetriose ist eine Erkrankung, in der sich die Schleimhaut der Gebärmutter in die Bauchhöhle hinein verstreut. Während der Periode verkrampft sich diese dann zunächst mit dem Versuch, sich abzustoßen. Die Folge sind in vielen Fällen extreme Menstruationsschmerzen, die weit in andere Bereiche des Körpers ausstrahlen können. Verbleibende Schleimhautreste in der Bauchhöhle können zudem später verkleben oder Zysten bilden.

Wenn Sie an Endometriose erkrankt sind, dann haben Sie vermutlich längst Ihren Arzt befragt und das Internet sowie die Fachliteratur nach entsprechenden Behandlungsmöglichkeiten durchstöbert. Das Ergebnis kann dann recht frustrierend sein. Zu Recht, denn an einer Endometriose zu erkranken, das *ist* definitiv frustrierend.

Wie sie behandelt wird

Das mag auch daran liegen, dass die Medizin hier nach wie vor vor einem Rätsel steht und eine schnelle Abhilfe nun einmal nicht in Sicht ist. Man versucht stattdessen, die Symptome zu lindern, indem man die Produktion der für den Zyklus verantwortlichen Geschlechtshormone der betroffenen Frau unterdrückt – eine Methode, die sich mit einem Kinderwunsch naturgegebenermaßen so ganz und gar nicht verträgt.

Wünscht sich eine Frau mit Endometriose ein Kind, so wird meist zu einer Operation angeraten, in der man die durch die Erkrankung entstandenen Endometrioseherde im Bauchraum regelmäßig in Abständen von ungefähr zwei Jahren entfernt – in der Hoff-

nung, dass bis zur nächsten Operation eine Schwangerschaft eingetreten ist. Das ist Hoffnung auf dringlichstem Niveau!
Und das setzt die betroffenen Frauen unter einen noch größeren Stress. Nichtsdestotrotz ist dies eben die Hilfe, die zurzeit zur Verfügung steht und die Sie im Fall des Falles annehmen sollten. Die Zeit nach der Operation bietet dann wieder Ruhe, in der man ganzheitlicher an die Symptomatik herangehen kann.

Die Hoffnung bewahren

Ich durfte einige Jahre mit betroffenen Frauen aus der Endometriose-Vereinigung in Wien arbeiten. Mir blieb aus dieser Zeit der Eindruck, dass die Erfolgsquote meiner therapeutischen Arbeit weit unter der mit nicht an Endometriose erkrankten Frauen lag. Ich habe aber auch sehr viele hilfreiche Erkenntnisse aus dieser Zeit gewinnen dürfen. Mein oberstes Anliegen ist: Setzen Sie bitte die Diagnose Endometriose nicht mit einem No-Way-Out im Kinderwunsch gleich. So erlebe ich das: »Ich kann kein Kind haben, weil ich Endometriose habe.« Ganz so ist es nicht.

DEN BLICKWINKEL ÄNDERN

Eine Endometriose mag in einigen Fällen eine Empfängnis erschweren, sie macht sie aber nicht unmöglich. So empfangen beispielsweise Frauen, ohne von ihrer Endometriose zu wissen. Eine Endometriose und eine erschwerte Empfängnis sind daher

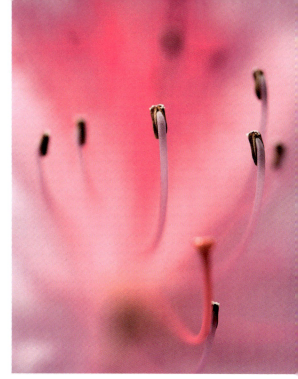

Erhalten Sie sich auch bei einer schwierigen Diagnose die Zuversicht auf Ihr Kind.

nicht gleichzusetzen. Man könnte besser sagen: Sie haben zwei Diagnosen.
Es sollte daher in jedem Fall richtigerweise heißen: »Ich habe einen unerfüllten Kinderwunsch *und* eine Endometriose.« Versuchen sie also bitte möglichst immer, beide Diagnosen getrennt voneinander zu betrachten. Sie werden sehen, dass Ihnen allein dieser neue Blickwinkel Ihren weiteren Weg im Kinderwunsch und den Umgang mit beiden Themen sehr viel leichter machen kann. Unterscheiden Sie bitte genau hinsehend auch immer, ob Ihnen gerade das eine Problem mehr zu schaffen macht oder das andere.

Hilfreiche Maßnahmen

Lassen Sie sich vom Gynäkologen Ihres Vertrauens bei der Behandlung Ihrer Endometriose helfen und betrachten Sie Ihren bislang unerfüllten Kinderwunsch ganz unabhängig von dieser Symptomatik. Dies bedeutet: Alle generellen Behandlungshinweise und -empfehlungen, die Sie in diesem Buch finden, sind auch für Sie passend.

Mit der Fruchtbarkeitsmassage beispielsweise haben wir bei vielen Patientinnen bemerkenswerte Erfolge erzielt ▶ **siehe Seite 95.** Diese stellten sich aber immer erst dann spürbar ein, wenn die behandelten Frauen ihre Diagnosen für sich auch wirklich emotional trennen konnten.

INFO

PSORA

Die Psora ist das älteste unter den chronischen Miasmen in der Homöopathie, ein sogenanntes Grundmiasma. Viele Symptome spielen sich dabei auf der Haut ab. Die Behandlung ist überaus komplex und gehört immer in die Hände eines darin erfahrenen Homöopathen. Im Anhang finden Sie auf der Website der Clemens-von Boenninghausen-Akademie für Homöopathik eine Therapeutenliste für Deutschland und die Schweiz.

HILFE AUS DER HOMÖOPATHIE

Eine Endometriose spricht auch sehr gut auf die Anwendungen der klassischen Homöopathie durch einen darin erfahrenen Therapeuten oder Heilpraktiker an. Meinen homöopathischen Kolleginnen unter den Leserinnen dieses Buches möchte ich auch gern den Hinweis geben, dass ich in wirklich unzähligen Anamnesen die Endometriose – außer der Psora – keinem anderen Miasma zuordnen konnte. Daher gilt für die homöopathische Behandlung nach wie vor, die Gesamtheit der Symptome im Blick zu behalten, mit ganz besonderem Augenmerk auf psorische Arzneien.

Weitere Therapieformen

Interessanterweise fand ich in nahezu allen Anamnesen von Endometriose-Patientinnen einen Mutterkonflikt der Betroffenen. Dieser war entweder erworben oder aber ererbt, manchmal über mehrere Generationen hinweg. Ein solcher Konflikt sitzt tief im Unbewussten und hat mit kleineren Reibereien im Alltag wenig zu tun. Das bedeutet, dass nur Therapieformen, die im Unbewussten arbeiten, ihn finden und lösen können. Mein persönlicher Favorit ist hier die Kombination von systemischer Aufstellung mit Hypnoseformen und der Emotionalkörpertherapie ▶ **siehe Seite 123**. Ich gehe davon aus, dass diese Behandlung auch mit anderen tiefenpsychologisch orientierten Therapieformen anschlägt. Ist der Mutterkonflikt gelöst, dann kann sich in der Folge auch allmählich die Endometriose auflösen.

DIE ORGANISCHE SYMBOLIK

Dieser Zusammenhang zeigt sich in der Symbolik auch auf der organischen Ebene: Die Gebärmutterschleimhaut kompensiert die Schwäche der Gebärmutter nur so lange, wie diese auch besteht. Tritt dann eine Schwangerschaft ein, so verschwindet die Endometriose meist von selbst. Umgekehrt habe ich viele Fälle erlebt, in denen ein unerfüllter Kinderwunsch bei einer Frau die Endometriose überhaupt erst hat entstehen oder sich zeigen lassen. Viele Therapeuten können sich das nicht erklären und stehen vor einem Rätsel. Ich für mich habe meine Deutung aus der Erfahrung in meiner Praxis gewonnen und vielleicht kann sie ja auch Ihnen ein wenig auf die Sprünge helfen. Ich habe in diesem speziellen Fall also keine passende, einfache Rezeptur für Sie. Aber ich kann Ihnen eventuell ein wenig aufzeigen, wie der Weg aus aus diesem Dilemma ausehen kann, und Sie ermutigen, sich diese Strecke entlang zu bewegen.

Eileiterstörungen

Bei kaum einer anderen Diagnose steht für eine Frau am Anfang so sehr der Schock im Mittelpunkt wie bei der medizinischen Feststellung einen Eileiterstörung. Denn es scheint, als wäre dies das Aus für eine natür-

> **TIPP**
>
> **DEM SCHOCK BEGEGNEN**
> Ein Diagnoseschock lässt sich mit den Schock- und Traumamitteln der Naturheilkunde behandeln: Entweder mit *Rescue Remedy* im Akutfall oder *Aconitum C 30* (beides Apotheke). Beides wird in sehr häufigen Gaben und über einen längeren Zeitraum eingenommen, auch wenn der Diagnoseschock schon weiter zurückliegt.

liche Empfängnis. Das Dumme daran ist, dass nun nicht nur Ihre Eileiter affektiert sind, sondern Sie überdies noch emotional in einer Erstarrung landen mit dem Gefühl völliger Ohnmacht und Sinnlosigkeit. So haben Sie nun zwei gravierende Probleme anstatt nur eines.

Den Schock verarbeiten

In der nächsten Etappe nach der Diagnose versuchen wir in der Praxis, die inneren Bilder der Patientin zu korrigieren, die sich in der Schrecksituation tief in sie eingegraben haben. Wir fragen danach, wie genau bildlich sie sich ihre Eileiter vorstellt, wenn denn medizinisch diagnostizierte Passagestörungen vorliegen. Gar nicht so selten sind dies Endzeitbilder: Die Frauen berichten von harten Verwachsungen und Verklebungen oder sogar von Beton- und Stahltoren in ihren Bauchorganen.

Hilfreiche Maßnahmen

Wenn Sie dieses Szenario kennen, können Sie sich andere Bilder an die Seite stellen. Wir formulieren diese in der Praxis so: Die Eileiter sind innen mit einer Schleimhaut ausgestattet, die der in der Nase sehr ähnlich ist. Und so wie die Nase manchmal durch einen Schnupfen verstopft ist, so geschieht dies zeitweise auch im Eileiter. Beides sind natürliche Prozesse und sie treten immer nur vorübergehend auf. Der Eileiter ist eng und hohl, so etwa wie ein Strohhalm. Stellen Sie sich nun vor, dieser Strohhalm hätte einen Schnupfen und das Sekret in ihm wäre wie dickflüssiger Honig. Wenn man nun versuchen würde, mittels Flüssigkeit und Druck die Durchlässigkeit des Strohhalms zu testen, dann würde man keine finden. Eher würde der Strohhalm zu Schaden kommen. Man kann dieses Sekret aber behandeln wie das der Schnupfennase. So kann man jenes verflüssigen, beispielsweise durch Babyaspirin (*Aspirin 100* aus der Apotheke) oder kurzzeitige Kuren mit *Schneewittchen-Öl* oder Kräutertees.

MASSAGEN

Und man kann etwas tun, was bei einem Schnupfen der Nase gar nicht funktioniert: Man kann versuchen, das Sekret herauszumassieren. Solche Massagen der Eileiter sind Bestandteil der Fruchtbarkeitsmassage. Berichten Sie Ihrer Therapeutin von Ihren Eileiterbefindlichkeiten und sie wird sich sehr intensiv darum kümmern. Nach und nach, mit jeder Massage ein wenig mehr, nimmt das Sekret in den Eileitern ab und kann sich

Achten Sie darauf, dass es Ihnen gut geht auf der körperlichen wie auf der seelischen Ebene. Pflegen Sie Ihre Lebensfreude und vor allem – Ihren Humor.

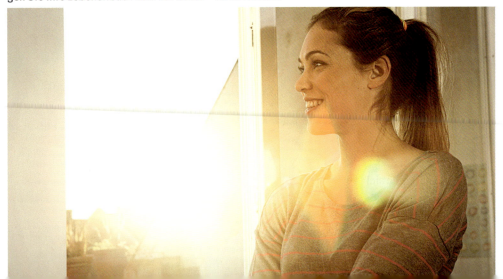

ab einem bestimmten Zeitpunkt dann ganz von selbst in die Bauchhöhle entleeren. Geschieht dies sogar einmal während der Massage, dann kann es sein, dass Sie diesen Vorgang sogar hören können. So geschieht es, dass man das mit der Atmung auf- und wieder absteigende Sekret ganz leise wahrnimmt. Affektierte Eileiter behandeln wir mit *Schneewittchen-Öl* ▶ **siehe Seite 66.**

EMOTIONALE UNTERSTÜTZUNG

Wir unterstützen den Genesungsprozess auch emotional. Die Eileiter gehören zu den empfindlichsten Organen einer Frau und reagieren auf Gefühle und emotionale Trauamta – ganz besonders auf unfreiwilligen Sex in der Vergangenheit. Dabei muss es sich nicht unbedingt um eine Missbrauchserfahrung handeln. Manchmal reicht es schon, dass eine Frau in der Zeit vor einer Scheidung mit Ihrem Partner noch einige Male Sex ohne Lust und nur um des lieben Friedens willen hatte. Manchmal reicht auch schon aus, in der Vergangenheit mit einem Partner gelebt zu haben, mit dem man aus irgendeinem tief liegenden Grund auf keinen Fall schwanger werden wollte. Solche Themen können wunderbar in tiefer Arbeit mit dem Unbewussten gelöst werden.

DIE MISCHUNG MACHT ES

Liebe Leserinnen, dies bedeutet aber nun leider nicht, dass Sie sich auf die Heilung Ihrer Eileiter verlassen können, nur weil Sie neue Wege beschreiten. Denn man kann eine Eileiterfunktion nicht permanent überprüfen. Am vernünftigsten ist deshalb eine gesunde Kombination aus medizinischer Empfängnisassistenz und alternativen Behandlungsansätzen. Setzen Sie ab sofort auf die behandlungsfreien Zeiten, in den Pausen zwischen den Versuchen einer künstlichen Befruchtung. Diese gehören so wieder Ihnen! Vergessen Sie nicht, sie auch zu nutzen.

Passen Sie gut auf sich auf

Schauen Sie stets auf die Veränderungen in Ihrem Befinden. Achten Sie auf Ihre Schlafqualität, Ihren Appetit und auf Ihr Gemüt. Holen Sie sich Ihre Herzenswärme und vor allem Ihren Humor wieder zurück. Damit möchte ich sagen: Stellen Sie zu allererst wieder sich selbst her. Alle Körperfunktionen werden diesem Vorbild folgen, verlassen Sie sich darauf. Der Weg zum Kind ist, was er ist: ein Weg. Tragen Sie nur dazu bei, dass dieser ein angenehmer ist.

»Und das Wunder wird mit jedem Tag und jedem Schritt wahrscheinlicher. Von hier aus wird alles gut.«

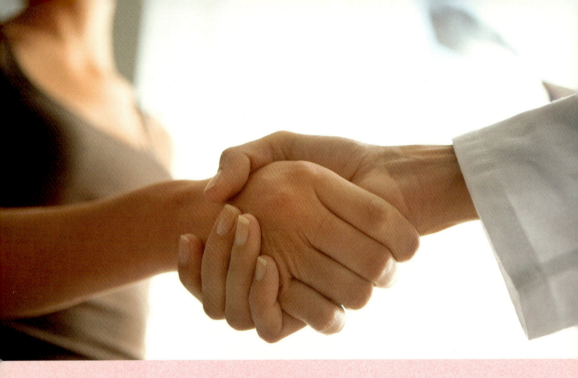

SICH VOM ARZT BEGLEITEN LASSEN

Wann immer eine Patientin den langen Weg zu mir in die Praxis auf sich nimmt, ist sie schon in ihrer Mission als Mutter unterwegs. Sie ist auf dem Weg zu ihrem Kind. Das sieht zu diesem Zeitpunkt noch niemand. Und doch ist sie vorhanden in der Sehnsucht der Mutter, die ihr Kind schon jetzt mit jeder Zelle liebt und es mit vielen ihrer Gedanken und Gefühle ganz kraftvoll auf dem Weg zu ihr begleitet.

Hilfe beim Kinderwunsch

Dies gleicht ein wenig einer heimlichen Liebe. Die zarten Bande zwischen Mutter und Wunschkind sind sehr intim und intensiv. Gleichzeitig findet diese Beziehung förmlich in einem heimlichen Raum statt, denn kaum jemand aus dem Umfeld der künftigen Mutter ahnt von ihrem Kinderwunsch. Und diejenigen Lieben, die doch davon wissen

SICH VOM ARZT BEGLEITEN LASSEN

– zum Beispiel der eigene Mann oder die beste Freundin –, sind sich über die Intensität dieser Muttergefühle, die hier zum Tragen kommen, selten im Klaren. Das führt zu einer Einsamkeit der Mütter. Es fehlt eine Buschtrommel, die den Frauen untereinander einen hilfreichen Austausch und eine Auseinandersetzung ermöglicht. Ein solcher Alleingang verhindert brauchbare Ratschläge. Denn nicht wenige Frauen in ihrem Kinderwunsch übereilen sich und überspringen verschiedene Wegmarken.

Nichts übereilen

So gehört es zu meinem Praxisalltag, dass viele meiner Patientinnen im Gespräch im Nachhinein meinen, sie wären in Sachen Kinderwunsch die einen oder anderen Schritte zu früh oder zu spät gegangen. Oder sie hätten aus ihrer heutigen Sicht einiges anders gemacht, organisiert oder sich zumindest anderweitig informiert. Fast alle würden das eine oder andere heute ganz anders angehen.
Ihre häufigsten Aussagen sind:
- Wir sind viel zu schnell in der Kinderwunsch-Klinik gelandet.
- Wir haben viel zu lange gewartet, uns um medizinische Hilfe zu bemühen.
- Unsere erste Kinderwunsch-Klinik war leider die falsche Wahl.
- Die ersten beiden Versuche einer künstlichen Befruchtung waren im Grunde dazu da, damit wir uns einigermaßen orientieren konnten. Jetzt erst wissen wir, wie das genau abläuft und wie wir uns wirklich gut dabei organisieren.

Medizinischer Beistand

Wie viele Menschen haben mir solche Aussagen schon angetragen! Dabei wäre vieles von dem doch vermeidbar.
Schauen wir uns also lieber gleich mal an, wie ein Weg zu Ihrem Kind aussehen kann, wenn Sie dafür medizinische Hilfe in Anspruch nehmen möchten. Das Missverständnis liegt hier darin: »Wenn es auf natürlichem Wege nicht klappt, dann hilft die Kinderwunsch-Klinik«.
Dieser Satz stimmt. Und doch liegen zwischen einer natürlichen Empfängnis und einer künstlichen Befruchtung noch Welten! Diese sind aber nicht unbedingt bekannt. Und deshalb erschließen sie sich vielen Wunscheltern erst viel zu spät.

EIN BLICK ZURÜCK

Vergleichen wir, welche Unterschiede es allein in den letzten Jahren gab:
Obwohl das erste Retortenbaby schon in den 70er-Jahren des letzten Jahrhunderts geboren wurde, so ist die Reproduktionsmedizin doch ein vergleichsweise junger medizinischer Zweig, der erst so richtig Anfang der Neunziger boomte. Er war so jung und neu, dass die Frauen, die ihn für sich in Anspruch nahmen, noch die Zeit hatten, sich selbst damit auseinanderzusetzen, ob und

wann sie dafür bereit sein würden. Es gestaltete sich also für sie als ein regelrechter Prozess bis zur medizinisch assistierten Empfängnis. Und der beanspruchte eben diese gewisse Zeit, die Raum gab für Ruhe, für »erst einmal alleine probieren« und vor allem für eine geduldige Betreuung durch den oder die behandelnden Gynäkologen.

UND HEUTE?

Inzwischen steht eine neue Generation von Wunscheltern im wahrsten Sinn des Wortes am Start. Sie sind sozusagen mit der Existenz von Kinderwunsch-Zentren groß geworden. Diese Männer und Frauen benötigen daher auch nicht mehr die Zeit der Selbstfindung, um sich überhaupt für die Inanspruchnahme einer solchen Institution zu entscheiden. Für sie stehen die Fertility-Zentren voll etabliert vor der eigenen Nase und bilden feste Instanzen im persönlichen Kinderwunschplan. Diese neuen Wunscheltern planen anders, als das noch Paare vor zehn oder 20 Jahren getan haben. Sie sagen sich: »Wenn es von alleine nicht klappt mit unserem Babywunsch, dann lassen wir uns eben künstlich befruchten.« Daran ist im Grunde nichts falsch. Es gibt aber den Unterschied, dass viele hilfreiche Schritte, die Frauen im Kinderwunsch noch einige Jahre vor ihnen auf dem Weg zu ihrem Kind unternommen haben, leider mittlerweile einfach wegfallen.

So wichtig: Ihr Frauenarzt

Heute lassen viele Frauen den Gynäkologen im Kinderwunsch fast immer aus. Oder er tut das ganz von selbst. Zu groß ist der Respekt vieler Frauenärzte vor den Möglichkeiten des Fortschritts und zu groß der Erwartungsdruck der Patientinnen. Dadurch finden aber zahlreiche diagnostische und auch heilerische Schritte für die Frauen nicht mehr statt.

Ein besonderer Ratgeber

Dies ist vielen Frauen mit einem Kinderwunsch nicht klar: Die genaue Beobachtung

> **INFO**
>
> **DIE KUNST DES ABWARTENS**
>
> Noch vor 20 Jahren galt: Ein oder zwei Jahre warten auf ein Kind sind völlig normal. Wenn sich dann eine Schwangerschaft nach etwa einem Jahr doch nicht einstellen wollte, besprach die Frau ihren Kinderwunsch erst einmal mit ihrem Gynäkologen. Dieser beobachtete dann über einen längeren Zeitraum den Zyklus der Patientin und stellte dabei sicher, dass sie wirklich gesund war. Es gab also ausreichend Zeit, gegebenenfalls einzugreifen und zu korrigieren.

SICH VOM ARZT BEGLEITEN LASSEN

> **WICHTIG**
>
> **NICHT VERGESSEN**
> Der Gynäkologe ist in jedem Fall Ihr heilender Arzt. Die Kinderwunsch-Klinik assistiert ausschließlich vorwiegend die Befruchtung.

des weiblichen Zyklus sowie der Gesundheit der Frau in der Sorgfalt, mit der sich der Gynäkologe seinen Patientinnen widmet, findet in den Kinderwunsch-Kliniken nicht statt – oder kann dort naturgemäß gar nicht stattfinden. Die Aufgaben der dort wirkenden Ärzte sind ganz einfach andere. Folgendes leistet allein Ihr Gynäkologe:

- eine genaue Beobachtung Ihres Zyklus
- ein geduldiges Eingreifen, um diesen gegebenenfalls zu korrigieren
- die Erhaltung Ihrer Gesundheit
- die dazugehörigen Gespräche

Findet beispielsweise bei einer Patientin ein Eisprung nicht statt, so würde der Gynäkologe in diesem Fall immer bemüht sein, diesen durch medizinische Maßnahmen langfristig wiederherzustellen. Es ist seine Aufgabe, die Gesundheit seiner Patientin zu erhalten. Eine Kinderwunsch-Klinik wird sich um eine solche »Kleinigkeit« nicht kümmern, hat sie doch in der Etappe des »Versuchs« solche Dinge in ihrer Hand und unter Kontrolle. Hier wird dafür gesorgt,

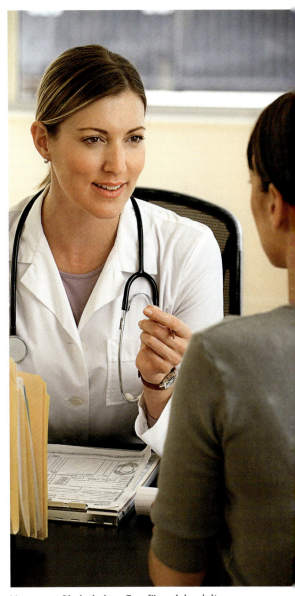

Vertrauen Sie bei einer Empfängnisbegleitung auf die Kompetenz Ihrer Frauenärztin.

dass im Rahmen der künstlichen Befruchtung sehr wohl ein Eisprung stattfindet. Nach der Behandlung findet er dann natürlich nicht mehr statt.

Verschiedene Zielsetzungen

Denn Aufgabe der Kinderwunsch-Klinik ist nicht die Gesundheit der Frau, sondern eben klipp und klar die medizinische Assistenz einer Befruchtung. Sollte ein solcher »Versuch« aber scheitern, so ist die Frau hinterher kein Stückchen gesünder und kann außerdem nur schwer auf eine natürliche Empfängnis hoffen. Klüger wäre es doch, beide Pferde zu satteln, indem man beide Ressourcen – auf der einen Seite den Frauenarzt auf der anderen die Klinik – nutzt und stärkt.

AUF BEIDE KRÄFTE SETZEN

Man setzt dann nicht ausschließlich auf das Gelingen einer künstlichen Befruchtung, sondern nutzt sehr wohl die Zeiten zwischen den Eingriffen auch für eine natürliche Empfängnis.

Bis vor einigen Jahren geschah das gar nicht mal so selten: Ausgerechnet zwischen den verschiedenen Behandlungszyklen wurden die Frauen plötzlich schwanger. Darunter waren viele, denen die Ärzte vorher die Unmöglichkeit einer natürlichen Empfängnis förmlich bescheinigt hatten. Heute ist das leider nicht mehr so oft der Fall, denn die meisten Kliniken setzen inzwischen auf kürzere Pausen zwischen den Behandlungsintervallen. So heißt es dann: »Sie sind jetzt so schön hoch stimuliert, da machen wir gleich weiter.« Das kostet die Frauen aber noch einmal mehr Kraft und lässt kleinen Wundern keinen Raum mehr.

An erster Stelle: Gesundheits-TÜV

Machen Sie bei Gelegenheit Ihren Gesundheits-TÜV bei Ihrem Frauenarzt.
Sollten Sie *den* Gynäkologen Ihres Vertrauens noch nicht gefunden haben, dann wäre jetzt ein guter Zeitpunkt, ihn zu suchen. Es ist enorm wichtig, dass zwischen Ihnen und ihm die Chemie stimmt. Machen Sie sich

---

TIPP

PAUSEN FÜR DAS KLEINE WUNDER

Gut beraten ist also grundsätzlich, wer seinen Babywunsch zunächst vom Gynäkologen seines Vertrauens begleiten lässt und wer nach dem Versuch einer künstlichen Befruchtung wieder zu diesem zurückkehrt. Angemessene Pausen zwischen den Behandlungszyklen schonen dann nicht nur die Nerven. Sie erhöhen auch die Wahrscheinlichkeit einer natürlichen Empfängnis in diesem Zeitraum. Auch hier gilt also wieder: Lassen Sie sich bitte ausreichend Zeit!

klar, dass er sie auch später während Ihrer Schwangerschaft betreuen wird.
Versuchen Sie nach der Untersuchung, möglichst *nicht* zwischen den Zeilen oder in der Mimik Ihres behandelnden Arztes wie im Kaffeesatz zu lesen. Holen Sie gegebenenfalls immer konkrete Diagnosen und Aussagen ein. Lassen Sie sich sämtliche Befunde schriftlich geben. So sind Sie in der Lage, eventuell und bei Bedarf gut vorbereitet die Zweitmeinung eines weiteren Frauenarztes einholen zu können. Sollte es tatsächlich einen gravierenden Befund geben, dann schießen Sie bitte nicht gleich mit Kanonen auf Spatzen. Was die weibliche Fruchtbarkeit angeht, so reagiert wohl kaum ein anderer Bereich im Körper so emotional empfindsam wie dieser. Andererseits spricht auch kaum ein anderer so leichtgängig auf natürliche Therapieformen an, von denen Sie die meisten selbst anwenden können.

Ein Arzt für Ihren Mann

Ermutigen Sie auch Ihren Mann, zur Abklärung seiner Befunde einen Andrologen (Spezialist für Männergesundheit) aufzusuchen. Sollte bei der Untersuchung die Spermienqualität suboptimal ausfallen, so wird dies nur vorübergehend der Fall sein, denn ein Spermiogramm ist immer nur ein Schnappschuss ▶ **siehe Seite 52 f.**
Lassen Sie sich *nicht* dazu hinreißen, eine eventuell mangelnde Spermienqualität mit der »Erhöhung« der eigenen Fruchtbarkeit zu kompensieren! Bleiben Sie stets auf der Baustelle, die gerade ansteht. Helfen Sie dabei, Ihren Mann wieder stark zu machen.

> **TIPP**
>
> **DER GUTE ALTE GYNÄKOLOGE**
> Ich weiß, ich wiederhole mich hier. Das macht aber nichts, denn mir persönlich ist es wichtig, dass dies wieder in die Köpfe und Herzen der Frauen kommt: Der erste Weg beim Kinderwunsch führt immer zum Gynäkologen, und zwar bestenfalls zu einem sehr erfahrenen. (Natürlich meine ich damit immer auch Gynäkologinnen, ich wähle nur der Einfachheit halber die männliche Form.) Erzählen Sie Ihrem Arzt von Ihrem Kinderwunsch. Er kann dann Ihre Gesundheit checken und gegebenenfalls immer auch sanft eingreifen.

> »Erst wenn Ihr Mann und Sie wirklich gesund sind, beginnt auch Ihre biologische Kinderwunschzeit.«

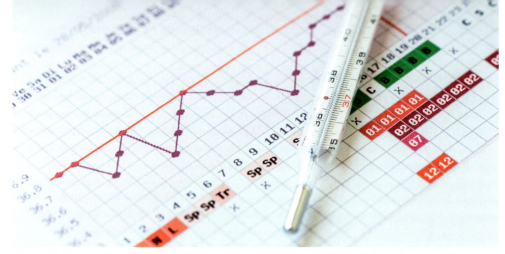

Für ein Zyklusmonitoring sind drei bis vier Frauenarzttermine im Verlauf eines Monatszyklus notwendig, in denen Ihnen Blut abgenommen und die Gebärmutter per Ultraschall untersucht wird.

Was Ihr Frauenarzt für Sie tut

Lässt eine Schwangerschaft dennoch lange auf sich warten, nähert sich die Gelegenheit, ein spezialisiertes Kinderwunsch-Zentrum aufzusuchen. Informieren Sie sich sehr gut, bevor Sie sich für ein bestimmtes entscheiden. Wie auch bei der Wahl Ihres Frauenarztes gilt: Die Chemie zwischen Ihnen und der Klinik muss unbedingt stimmen. Informieren Sie sich zuvor, wie viele Möglichkeiten einer medizinischen Assistenz es tatsächlich gibt. Entscheiden Sie sich auf jeden Fall zusätzlich für eine ärztliche Begleitung, die Ihre Fortpflanzungskraft auch in der Zeit nach der Behandlung erhalten hilft.

Zyklusmonitoring

Gemeinsam mit Ihnen kann der Arzt Ihres Vertrauens ein Zyklusmonitoring durchführen. Hier beobachten Sie beide einfach Ihren Zyklus etwas genauer. So können Sie ganz genau feststellen: Wie lange dauert er? Wann findet der Eisprung statt? Durch etwa drei Ultraschalluntersuchungen in Folge kann man sogar den Eisprung selbst genau untersuchen und die Eizellreifung über Ultraschallbilder visuell miterleben.
Ist die Eizelle dann reif, kann Ihr Arzt untersuchen, ob sich Ihr Zervixschleim entsprechend mit verändert – also ob er in dieser Zeit gut dehnbar ist – und ob sich die Gebärmutterschleimhaut insgesamt gut aufgebaut hat. Parallel dazu untersucht er mittels eines Blutbilds Ihre aktuelle Hormonlage.

ZEIT FÜR GESPRÄCHE

Während dieser Termine werden Sie auch ausreichend Zeit haben, mit Ihrem Frauenarzt über Zyklusbeschwerden zu sprechen, falls es denn welche gibt. Und auch hier hat der Gynäkologe in der Regel viel mehr Zeit als jeder Arzt in einer Kinderwunsch-Praxis. Auf diese Weise kann er gemeinsam mit Ihnen herausfinden, ob bestimmte Unregelmäßigkeiten als »normal« zu betrachten sind oder vielleicht auch nicht mehr, und kann dann entsprechend helfen.

Es ist von großem Vorteil, hier ausreichend Zeit zu haben. Es gibt beispielsweise Menstruationskrämpfe, bei denen hilft eine einfache Wärmflasche. Andere entstehen vielleicht durch Magnesiummangel und sind durch Gaben von Mineralien ▸ siehe Seite 82 oder Spurenelementen zu lindern. Wieder andere können manchmal eine organische Ursache haben, sodass eine Bauchspiegelung sinnvoll erscheint.

Wann zur Bauchspiegelung?

Wenn Ihnen Ihr Arzt eine Bauchspiegelung empfiehlt, sollte zuvor jede andere medizinische und naturheilkundliche Möglichkeit ausgeschöpft sein. Dafür braucht man eben Zeit. Eine Zeit beispielsweise, um herauszufinden, ob Ruhe und eine Wärmflasche erst einmal genügen, und eine Zeit, in der man versucht, mittels bestimmter Nährstoffgaben heilend auf Zyklusbeschwerden einzuwirken. Dann braucht man eine Zeit, in der man versucht – sollten die bisherigen Mittel nicht den gewünschte Erfolg gebracht haben –, sensibel auf die eigene Hormonwelt einzuwirken. Erst wenn alle diese Mittel nicht wirksam waren, nähert man sich der Möglichkeit einer Bauchspiegelung an.

Ich hoffe in diesem Moment, in dem ich diese Zeilen schreibe, so sehr, dass Sie verstehen und vielleicht ja sogar mitfühlen können, wie viel Ruhe, Gelassenheit und vor allem Gründlichkeit bei dieser Vorgehensweise nötig sind!

SICH ZEIT LASSEN

Lassen Sie sich wirklich ein oder zwei Jahre Zeit für diese Gründlichkeit. Suchen Sie sich einen guten Gynäkologen und gehen Sie diesen so wichtigen Weg geduldig mit ihm. Machen Sie sich klar, dass ein Kinderwunsch-Zentrum Ihnen diese Zeit nicht gewähren kann. Denn hier steht nicht Ihre Fähigkeit zur Empfängnis im Mittelpunkt, sondern nur die Frage: Welche Methode der künstlichen Befruchtung ist bei Ihnen am erfolgversprechendsten?

TIPP

NICHT VERGESSEN!

Denken Sie daran: Sie wollten Ihren Kinderwunsch doch über die gesamte Strecke, die er eben braucht, genießen. Das ist auch jetzt noch möglich, – und immer wieder in guten Phasen. Seien Sie aufmerksam, damit sie keinen Moment davon verpassen. Auch jetzt gibt es so viele romantische Momente. Achten Sie gut auf sie.

> **WICHTIG**
>
> **ÜBERZEUGUNGSARBEIT**
>
> Eines sollten Sie ebenfalls noch wissen: Viele Frauenärzte reagieren einfach nur auf die Nachfrage vieler ihrer Patientinnen und geben sie viel zu schnell an die Kinderwunsch-Zentren ab. Das tun sie, weil sie vielleicht meinen, sie seien nicht spezialisiert genug, oder weil sie spüren, dass eine Patientin es sehr, sehr eilig hat. Überreden Sie deshalb Ihren Gynäkologen, überzeugen Sie ihn! Er kann das! Er kann das am besten! Aber es kann sein, dass er glaubt, Sie wollen seine so klugen Dienste nicht in Anspruch nehmen. Das tut er umso mehr, je ungeduldiger Sie erscheinen. Sorgen Sie also dafür, dass Sie in den Genuss seines Wissens und seiner Erfahrung kommen.

Entzündungen ausschließen

Auch in diesem Fall ist Ihr Frauenarzt gefragt: Gar nicht so selten kommt es vor, dass beim Mann oder der Frau mit einem Kinderwunsch Entzündungen vorliegen. Diese werden aber von vielen Kinderwunsch-Praxen nicht untersucht. Auch das fällt also in das Aufgabengebiet des behandelnden Gynäkologen wie auch des Andrologen. Solche schleichenden Entzündungen können eine Empfängnis verhindern. ▶ **siehe Seite 54 und 90.** Ein Grund mehr, Ihrem Frauenarzt im Fall der Fälle ausreichend Zeit für die Feststellung einer genauen Erkenntnis Ihres Gesundheitszustands zuzugestehen, also für eine sorgfältige Diagnose. Denn nichts anderes bedeutet dieses Wörtchen: Eine Diagnose ist immer eine »Erkenntnis«. Früher galt immer: keine Behandlung ohne Erkenntnis. Das bedeutet auch heute nichts anderes als: keine Therapie ohne Diagnose.

Befund des Andrologen

Im Lauf der Zeit wird Ihr Gynäkologe auch um die Untersuchung der »Fortpflanzungsgesundheit« Ihres Mannes bitten. Das Ergebnis wird er in seine zu diesem Zeitpunkt bereits umfangreiche Erkenntnis rund um Ihren Kinderwunsch miteinbeziehen. Er wird Ihren Mann dafür an einen Spezialisten für Männergesundheit weiterempfehlen und dessen Befund eines Spermiogramms sowie das Ergebnis der körperlichen Untersuchung Ihres Partners in eine Gesamterkenntnis um Sie und Ihren gemeinsamen Kinderwunsch zusammenführen. Der Untersuchung und naturheilkundlichen Behandlung des Mannes in der Kinderwunschzeit habe ich ein eigenes Kapitel gewidmet ▶ **siehe Seite 48 f.** Informieren Sie sich auf diesen Seiten noch einmal ausführlicher, bevor Ihr Mann sich auf den Weg zum Andrologen macht.

HERR DOKTOR ANTI-MÜLLER

Der AMH-Wert steht bisweilen im Fokus, um die Eizellreserve einer Frau zu berechnen. Fakt ist, dass er für diesen Zweck längst überholt ist.

Das Anti-Müller-Hormon (AMH) ist ein Indikator, mit dem man abschätzen möchte, wie gut Sie auf eine Hormonbehandlung während einer künstlichen Befruchtung reagieren werden. Ein Gebiet also, das in den Bereich der künstlichen Befruchtung gehört. Manche Krankenkassen nahmen ihn zu Hilfe, um das Gelingen einer künstlichen Befruchtung einschätzen zu können und somit die Möglichkeit einer Finanzierung dieser Behandlung zu geben.

Missverständlicherweise wurde er jedoch auch als Indikator der Eizellreserve heran-gezogen. Viele Frauen verfielen infolgedessen in große Sorge um ihre angeblich geringe Eizellreserve. Tatsächlich berichteten mir einige meiner Patientinnen:
»Liebe Biggi, mein Gynäkologe hat festgestellt, dass ich nur noch drei (!!) Eizellen habe. Das bedeutet doch, dass ich jetzt nur noch drei Zyklen lang eine Chance habe, Mutter zu werden!!«

Hier muss ich ganz klar einwenden: Nein, das bedeutet es nicht! Und ein Gynäkologe würde so etwas auch nie behaupten. Das ist vielmehr ein Streich, den Ihnen Ihre Angst spielt. An solchen Beispielen kann man erkennen, wie schnell es geht, dass sich diese Angst im Körper quasi festsetzt.

DER AMH-WERT IST VERÄNDERBAR

Diese Erkenntnis um den AMH-Wert ist inzwischen überholt, denn immer wieder erholen sich die AMH-Werte vieler Frauen, was die Theorie ad absurdum führt, dass die Eizellen einer Frau niemals nachproduziert werden. Das können Sie selbst steuern, indem Sie für einen hohen Vitamin-D-Spiegel für sich sorgen. Je höher dieser im Blut ist und je vernünftiger Ihr Cholesterinwert, desto besser stehen die Chancen. Aus meiner Sicht ist ein heute als gesund geltender Cholesterinspiegel von 200 für die Aufstockung der Eizellreserve zu niedrig. Denn Cholesterin ist wichtig für die Produktion von Vitamin D3 und dieses wiederum steht in der Kinderwunsch-Therapie in meiner Praxis in einem engen Zusammenhang mit der Verbesserung des AMH-Wertes, also der Eizellreserve. Lesen Sie hierfür gerne noch einmal im Kapitel über das Sonnenvitamin nach ▶ siehe Seite 40 f.

INFO

KINDERWUNSCHHILFE

Viele Heilpraktiker, Hebammen und Physiotherapeuten sind inzwischen als Kinderwunschtherapeuten ausgebildet. Unter Umständen ist es sinnvoll, sich einen von Ihnen zur Seite zu stellen zur Unterstützung sowohl der natürlichen Empfängnis als auch der medizinisch assistierten. Ein wesentlicher Behandlungsansatz ist die Fuchtbarkeitsmassage. Sie tut immer gut und ist auch immer richtig. Verienbaren Sie doch einfach mal einen Schnuppertermin. Nach einigen Massagen wird Ihre Therapeutin Sie besser kennengelernt haben und Ihnen bei Bedarf die für Sie passende Unterstützung anbieten.

Medizinische Empfängnis

Sollten all die bisher beschriebenen Bemühungen, Maßnahmen und Rezepte nicht ausreichen oder sich medizinische Gründe aus den ärztlichen Untersuchungen ergeben, dann kann der nächste Schritt Ihres Weges womöglich im Aufsuchen eines guten Kinderwunsch-Zentrums bestehen. In erster Linie liegen dann fehlende oder verschlossene Eileiter sowie fehlende oder in ihrer Qualität eingeschränkte Spermien vor, bei denen vorhergehende Behandlungsversuche zu ihrer Verbesserung nicht wirklich angeschlagen haben. Informieren Sie sich über die verschiedenen Klinken und suchen Sie sich eine, die Ihnen persönlich zusagt. Oft sind gerade kleinere Klinken besser in der Lage, Patienten rundum aufmerksamer und sympathischer zu betreuen.

Die medizinische Hilfe geht dabei weit über das hinaus, was man landläufig als eine »künstliche Befruchtung« bezeichnet. Sie findet in verschiedenen Etappen und unterschiedlichem Ausmaß statt.

Insemination

Der wohl erste zu überlegende Schritt ist eine sogenannte Insemination. Hierbei werden die Spermien des Mannes aufgefrischt und mit einer Nährlösung versehen, um anschließend in Ihre Gebärmutter transferiert zu werden. Mit dieser Nährlösung halten Spermien den langen Weg zur Eizelle besser durch und man hofft, dass so eine Empfängnis stattfindet. Gleichzeitig können Sie hormonell stimuliert werden.

In vitro-Fertilisation (IVF)

Gelingt eine Empfängnis auf diesem Wege nicht, kann eine IFV durchgeführt werden, eine sogenannte In-vitro-Fertilisation. Hier lässt man sich Spermium und Eizelle in einer Petrischale begegnen, sodass eine Vereinigung möglich ist. Gewöhnlich bekommt die Frau in der Zeit davor stimulierende Hormone, sodass sie mehr Eizellen als sonst produziert. Sie alle werden aus den Ovarien entnommen und zur Befruchtung angeboten, sodass schließlich mehrere befruchtete Eizellen vorhanden sind. Einer dieser »Embryonen« oder maximal drei werden in die Gebärmutter übertragen in der Hoffnung, dass sich diese einnisten und eine Schwangerschaft entsteht.

Intrazytoplasmatische Spermieninjektion (ICSI)

ICSI ist die Abkürzung für intrazytoplasmatische Spermieninjektion. Hier geht man nun einen Schritt weiter. Dieser findet statt, sollte sich bei dem Versuch einer IVF – also einem Befruchtungsversuch außerhalb der Körper von Mann und Frau – herausstellen, dass es die Spermien nicht schaffen, in die Eizelle vorzudringen. Dann hat man auch hier die Möglichkeit, nachzuhelfen, und injiziert je ein Spermium direkt in eine Eizelle hinein. In diesem Fall wird normalerweise die Frau ebenfalls hormonell stimuliert, um mehreren Eizellen die Chance einer Befruchtung zu geben.

Die bei einer IVF oder ICSI übrig gebliebenen Embryonen können tiefgekühlt aufbewahrt werden, um zu einem späteren Zeitpunkt einen neuen Befruchtungsversuch zu unternehmen. Das Einfrieren nennt man kryokonservieren, das Einsetzen tiefgefrorener Embryonen nennt man Kryotransfer.

Alle drei Verfahren können mit einer gleichzeitigen hormonellen Stimulation der Frau einhergehen und dem anschließenden Einsetzen von mehreren Embryonen.

Befruchtung im Naturzyklus

Es geht aber auch ohne Stimulierung: Hierbei wird der Frau jeweils nur die reife Eizelle entnommen, befruchtet und anschließend in die Gebärmutter gesetzt.

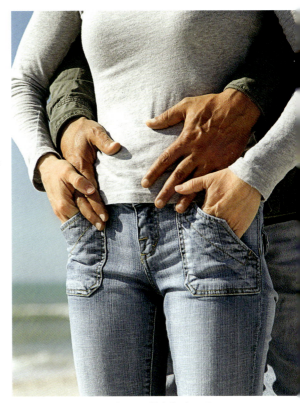

Gehen Sie die Wege der medizinischen Empfängnis immer gemeinsam.

Für diese Methode entscheidet man sich, wenn die Ursache der Befruchtungsschwäche in erster Linie beim Mann liegt oder die Frau die stimulierenden Hormone nur schlecht verträgt.

Sie empfiehlt sich auch, wenn bei der Frau festgestellt wird, dass sie ein sogenannter Low-Responder ist. Das bedeutet, dass sie trotz hoher Gaben von Sexualhormonen nicht ausreichend auf die Stimulierung durch sie reagieren kann.

DIE METHODE BOOMT

In letzter Zeit erlebt die künstliche Befruchtung im Naturzyklus einen regelrechten Boom, besonders bei Paaren, die schon einige vergebliche Versuche mit Stimulierung hinter sich haben. Viele Frauen, die das Pech hatten, die Hormone nicht zu vertragen, wissen die Version ohne diese zu schätzen. Einige bevorzugen die Behandlung auch, weil sie sich so unabhängiger fühlen von den noch häufigeren Terminen, die es bei einer Stimulation einzuhalten gilt. Nicht immer passen sie gut in den Terminkalender oder es gehen die Ideen aus, wie man diese Fehltage dem Chef oder den Arbeitskollegen erklären könnte. Bei einigen Paaren sind auch die finanziellen Reserven irgendwann erschöpft. Insgesamt schont die Behandlung im Naturzyklus Kraft-, Finanz- und Eizellreserven. Grundsätzlich aber muss die Therapie passen. Hier ist alles möglich und sie kann naturheilkundlich unterstützt werden.

Naturheilkundlich stärken

Der Versuch, durch eine künstliche Befruchtung schwanger zu werden, ist immer ein großes Abenteuer für die Frau und den Mann im Kinderwunsch. Es wird zahlreiche Untersuchungen geben, kleinere Eingriffe sowie deutlichere in Ihr Hormonsystem. Es werden auch einige Termine mehr in Ihrem Kalender stehen. Das liest sich jetzt locker, ist es aber nicht. Denn ein jeder Schritt ist begleitet von einer sehr großen Aufregung, die erst einmal verkraftet werden will, und von Momenten voller Hoffnung auf das Baby, die sich schnell auch in ein Bangen verkehren kann in den langen Etappen des Wartens nach dem Transfer.

Spannkraft sammeln

Gehen Sie deshalb in jedem Fall kraftvoll in diese Strecke des Weges. Sie sollten möglichst gut erholt sein und in dieser Phase keinen außerordentlichen beruflichen oder anderweitigen Belastungen ausgesetzt sein. Nehmen Sie am besten einen Anlauf in einer Zeitspanne, bevor größere Anstrengungen anstehen. Gönnen Sie sich vielleicht einen kurzen Urlaub mit Ihrem Partner und tun Sie sich selbst immer wieder Gutes. Seien Sie dabei ganz bei sich selbst. Jetzt ist die Zeit für ausgiebige Bäder oder gelegentliche Wellnesstage zu Hause. Lassen Sie Ihre Seele baumeln, damit Ihre Gefühlsakkus voll sind für dieses Abenteuer.

TIPP

INFORMIEREN SIE SICH

Stöbern Sie im Internet und suchen Sie nach Erfahrungsberichten anderer Paare, die diesen Weg schon kennen. Nutzen Sie die vielfältigen Foren, um sich hier auszutauschen.

Vitamin-D-Spiegel im Blick

Immer wieder erwähne ich es in diesem Buch: Auch Ihre Vitamin-D-Akkus sollten gut gefüllt sein. Legen Sie daher Ihren Versuch mit der Befruchtung im Naturzyklus möglichst nicht ins Frühjahr, wenn die körpereigenen Reserven an dem Sonnenvitamin nach den lichtarmen Monaten erschöpft sind. Es sei denn, Sie haben diesen Akku durch Nahrungsergänzungen und Blutkontrollen im Blick. Dies gilt umso mehr, je weiter nördlich Sie wohnen. Vitamin D wird zwar vom Körper gespeichert, hat aber eine Halbwertzeit von etwa 60 Tagen. Wenn Sie also im September das letzte Mal eine frische Farbe durch die Sonne hatten, dann ist im Januar nur noch ein Viertel davon übrig und im März nur noch ein Achtel. Das ist keine gute Voraussetzung für eine gute Eizellqualität. Generell werden Sie also im Spätsommer nach mehreren Sonnenmonaten in der körperlich besten Verfassung für eine künstliche Befruchtung sein.

Noch ein Helfer: Omega 3

Beginnen Sie einen Monat vor der Behandlung, Ihren Körper verstärkt mit wertvollen Omega-3-Fettsäuren zu versorgen. Diese helfen dabei, die Durchblutung von Gebärmuttergefäßen und später der Plazenta in der Schwangerschaft zu erhöhen. Behalten Sie diese Nahrungsergänzung auch nach der Geburt des Babys bis zum Ende der Stillzeit bei. Empfohlen wird die tägliche Dosis von 2 bis 4 Gramm.

Ich gebe gerne *Omega-3-Fischöl-Kapseln* von Sanct Bernhard, ▶ **siehe Seite 123**: Zu Beginn drei Mal täglich eine Kapsel, dann drei Mal täglich zwei Kapseln.

Unterstützen mit Bryophyllum

Bei *Bryophyllum* (zu deutsch: Brutblätter) handelt es sich um ein traditionelles pflanzliches Mittel aus der anthroposophischen Medizin mit einem überaus breiten Wirkungsspektrum. Es bietet Ihnen im Kinderwunsch wie auch in der Schwangerschaft drei große Anwendungsgebiete:

- Unterstützung der Einnistung einer befruchteten Eizelle im ersten Schwangerschaftsdrittel (Trimenon)
- Seelische Hilfe bei Unruhe, Angst und Panik während des Kinderwunsches
- Beruhigung vorzeitiger Wehentätigkeit

Ich empfehle: *Bryophyllum Trituration 50 %* von Weleda (Apotheke) ▶ **siehe Seite 123**. Nehmen Sie mehrmals täglich davon eine Messerspitze ein.

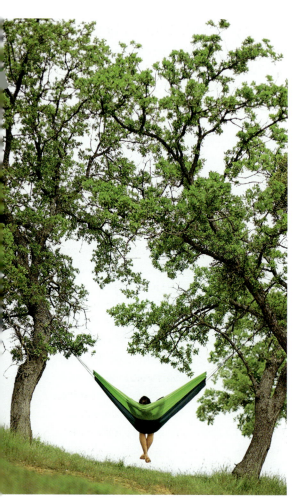

Gönnen Sie sich jetzt Phasen der Ruhe und des Nichtstuns, das stärkt.

Fruchtbarkeitsmassage

Für eine optimale Vorbereitung auf eine künstliche Befruchtung ist eine Serie von sechs Massagen im Abstand von einer Woche am wirkungsvollsten. Sie sehen also, es braucht wirklich diese Zeit. Wie oft erhalte ich ängstliche Anrufe von Patientinnen, die wenige Tage vor dem Transfer gerne noch ganz viel tun möchten, um ihre Chancen zu optimieren. In diesem Fall sind wir dann aber zu spät dran. Beginnen Sie also möglichst früh, sich vorzubereiten. Sollte es Ihnen auch so ergehen, dass sie kurz vor dem Eingriff das Gefühl haben, Sie möchten noch etwas tun, dann lassen Sie dieses Gefühl einfach an sich vorbeiziehen. Es handelt sich dabei um nichts weiter als eine kleine Torschlusspanik, die sehr viele Frauen überkommt, und zwar ganz unabhängig davon, wie sie gut vorbereitet waren. Sie sind nicht alleine mit diesen Gefühlen!

Umgang mit Befunden

Wussten Sie, dass das Immunsystem eines Menschen nach beängstigenden Diagnosen sofort reagiert? Es tut das dann keinesfalls in unserem Sinne, indem es uns etwa schützt. Stattdessen verliert es an Kraft. Die Produktion der für unsere Gesunderhaltung so wichtigen Abwehrzellen wird sofort reduziert. Aus diesem Grund ist es so wichtig, dass Sie Befunde und Diagnosen nur als das annehmen, was sie sind: als Erkenntnisse, weiter nichts. Überdies sind die meisten medizinischen Diagnosen nur vorübergehender Natur. Sollte also die Spermienqualität Ihres Partners beispielsweise als suboptimal beurteilt werden, dann können Sie davon ausgehen, dass dies nur ein Schnappschuss ist und sich jederzeit ändern kann. Lange Zeit waren ausgerechnet die Beurteilungen der Eizellreserve Anlass für viele Frauen, in ein tiefes Loch zu fallen, denn sie wurden früher als unabänderlich angesehen. Das ist aber nicht so, auch eine Eizellreserve kann sich mit ein wenig Unterstützung wieder wunderbar erholen.

Betrachten Sie Ihre Diagnosen daher einfach nur als kleine Hinweisschilder am Rande Ihres Weges und gehen Sie immer weiter. Sollten Sie feststellen, dass Sie eine Diagnose beunruhigt und Ihre Gedanken immer wieder um sie kreisen wollen, dann helfen Sie sich mit einigen Gaben *Rescue Remedy* oder mehreren Gaben *Aconitum C 30* à 10 Kügelchen. Nehmen Sie ein warmes, entspannendes Bad und spülen sich die Angst aus Ihren Zellen oder gönnen Sie sich eine gute Ganzkörpermassage. Lassen Sie sich was einfallen, aber bleiben Sie niemals in der Angst. *Bryophyllum* und *Omega 3* schützen auch im Vorfeld Ihre Nerven.

TIPP

NICHT OHNE IHREN MANN
Aus all diesen Gründen ist es auch vernünftig, wenn Ihr Partner Sie möglichst zu Ihren Terminen in der Kinderwunsch-Klinik begleitet. Das gilt ganz besonders für den Eizelltransfer.

Die Hormonsubstitution begleiten

In der Zeit der Hormongaben sind Sie in einen Zug gestiegen, dessen Fahrt Sie jetzt nur noch wahrnehmen und möglichst genießen sollten. Sie sind unterwegs! Sie bewegen sich Ihrem Kind entgegen. Die meisten Frauen vertragen die Hormonsubstitution ganz wunderbar, manche aber nicht. Achten Sie in diesem Fall gut auf Ihre Nerven. Machen Sie sich klar, dass diese Phase nur vorübergehend sein wird. Wenn das nicht hilft, sprechen Sie noch einmal mit Ihrem Arzt, vielleicht kann er noch ins Protokoll eingreifen. Sollte unter der Behandlung Ihr Bauch sehr dick werden, Sie sich sehr unwohl fühlen oder gar Schmerzen haben, informieren Sie Ihren Arzt bitte sofort darüber.

Nach der Entnahme der Eizellen

Nehmen Sie am Abend vor der Eizellentnahme drei Gaben à 10 Kügelchen *Aconitum C 30*. Sorgen Sie dafür, dass Sie möglichst gut und fest schlafen. Essen Sie mit Ihrem Mann etwas Schönes, gönnen Sie sich vielleicht noch ein entspannendes Vollbad oder entspannende Lektüre oder machen Sie vor dem Einschlafen noch eine Entspannungsübung. Auch eine Tasse Schlaftee kann hilfreich sein. Nehmen Sie am nächsten Tag unbedingt Ihren Partner mit zur Punktion. Lassen Sie den Eingriff nur unter einer Narkose durchführen und besprechen dies vorher. Gleich nach dem Eingriff hat sich folgende homöopathische Rezeptur bewährt:

- *Aconitum C 30*
- *Arnica C 30*
- *Ledum C 30*
- *Ruta graveolens C 30*

Aconitum verhindert eine zelluläre Traumatisierung, *Arnica* ist die Heilerin aller Gefäße und weichen Gewebe, *Ledum* die aller Schnitt- und Stichverletzungen, *Ruta* die noch so winziger Verletzungen im Bauchraum und der Gebärmutter.
Lassen Sie jedes Mittel unter der Zunge zergehen und warten Sie eine Viertelstunde, bis Sie das nächste nehmen. Wiederholen Sie diese Kur am nächsten Tag.

TIPP

LIEBEN SIE SICH

Wenn möglich, nehmen Sie die zusätzliche große Chance auf eine natürliche Empfängnis wahr. Genießen sie am gleichen Tag noch einen sehr zärtlichen und entspannten Sex (Sie wissen schon: möglichst absichtslos und sehr verliebt) mit Ihrem Partner. Früher haben die Kinderwunsch-Kliniken selbst dazu angeraten. Dann schien es in Vergessenheit zu geraten. Das ist sehr schade, denn ich habe oft erlebt, dass sich so zusätzlich zum transferierten Embryo noch ein weiterer eingeschlichen hatte!

Entspannung nach dem Transfer

Einige Tage nach der Eizellentnahme werden Ihnen Ihre süßen kleinen Embryonen in die Gebärmutter gegeben und es folgt die Zeit der guten Hoffnung auf eine gelingende Einnistung. Für diese haben Sie in der Vorbereitung bereits alles getan, insbesondere auch mit *Bryophyllum* und *Omega-3-Fettsäuren*. Sie können sich jetzt einfach zurücklehnen, entspannen, gut zu sich sein und das Warten genießen.

Gelassen in der Wartezeit

Ich weiß, das ist viel leichter gesagt als getan. Viele Frauen sind richtig nervös in dieser Zeit. Sie können das Ergebnis nicht abwarten, das aber nun mal auf sich warten lässt. In dieser Zeit kann es sein, dass sie einen »Transfer-Blues« bekommen. Es ist dann, als würden Hoffnung und Angst eine seelische Berg- und Talfahrt veranlassen. In einem solchen Zustand kann man das Warten nur schlecht ertragen.

Die Erfahrung, zeigt dass es vielen Frauen dann hilft, sich schlichtweg als das zu fühlen, was sie manchmal zumindest vorübergehend sind – als Mutter. Denn ganz egal ob dieser Versuch glücken wird oder nicht; es befinden sich nun süße kleine Embryonen in Ihrer Gebärmutter. Stellen Sie sich vor, dass Sie ihnen mit Ihren Muttergefühlen einen größeren Gefallen tun als mit Angst. Versuchen Sie, dieses Mutterglück zu genießen. Es schützt Sie vor der Angst, auch dann, wenn Sie vielleicht schon einige vergebliche Versuche hinter sich haben. Machen Sie sich klar, dass Sie Ihrem Kind mit jedem Versuch ein Stück entgegengehen. Holen Sie sich Unterstützung für diese Phase, sprechen Sie mit guten Freundinnen und anderen lieben Menschen, schreiben Sie sich in einem Kinderwunschtagebuch Ihre Seele frei von allen belastenden Gedanken. Versuchen Sie auch möglichst, sich das Ergebnis persönlich in Ihrer Kinderwunsch-Praxis abzuholen. Manche Praxen geben die Ergebnisse des Schwangerschaftstests telefonisch durch. Es ist für die betreffenden Frauen aber sehr nervenaufreibend, dann auf diesen Anruf warten zu müssen. Vereinbaren Sie also besser einen Termin vor Ort und nehmen Sie auch hierzu Ihren Partner mit. Sollte der Versuch dann doch gescheitert sein, so bitten Sie um die Kopien aller Unterlagen.

Umgang mit Verlusten

Scheitert der Versuch einer künstlichen Befruchtung, dann gehen wir in der Praxis damit ebenso um wie mit einer Fehlgeburt. Verlust bleibt Verlust. Auf ihn folgt immer eine Phase der Trauer.

Versuchen Sie nicht, sie zur Seite zu schieben, denn Sie würden sie nur aufschieben. Trauer geht nur weg, wenn alle Tränen geweint worden sind. Und jede Träne, die Sie weinen, kann in Ihnen keinen Schaden mehr anrichten.

- Eine Gabe *Aconitum C 30* bewahrt Sie vor einer emotionalen Erstarrung.
- Eine Gabe *Ignatia C 30* am nächsten Tag bewahrt Sie davor, dass sich aus Ihrem emotionalen Zustand körperliche Beschwerden entwickeln.
- Wenn Sie das Gefühl haben, Ihre Tränen können nicht mehr frei fließen, fast so, als seien sie in Ihnen eingesperrt, dann bringt eine Gabe *Natrium chloratum C 30* sie mit Sicherheit wieder zum Strömen. Außerdem reguliert Natrium die Hormone.

Ich weiß, dass viele Frauen die Zeit der Trauer gerne auslassen würden. An dieser Stelle sage ich Ihnen aber ganz klar: Es gibt keine Abkürzung des Wegs. Nach einem Versuch ist immer auch vor dem nächsten Versuch, in den Sie mit einer möglichst guten Spannkraft und gesunden Gefühlen hineinstarten möchten. Eine unterdrückte Trauer würde Sie dann gewaltig stören. Lassen Sie sie deshalb bitte zu.

»Ganz gleich, wie Ihr persönlicher Weg zu Ihrem Wunschkind verläuft: Er wird immer einer voller Wunder sein.«

Bücher, die weiterhelfen

Bücher der Autorin

Gelassen durch die Kinderwunschzeit. Loslassen lernen und empfangen
Ariston, München

Fruchtbarkeitsmassage. Der sanfte Weg zur Empfängnis
Ariston, München

Glückskinder. Vom Kinderwunsch bis Lebensglück. Erfolgreiche Arbeit mit inneren Bildern
Ariston, München

Babyflüster: Eine Gebrauchsanweisung für die Kinderwunschzeit
BoD, Norderstedt

Kinder-Wunsch-Reisen. Meditationen (Audio-book)
Ariston, München

Das Kinderwunschbuch für Männer
Ariston, München

mit Becherer, Ewald / Schindler, Adolf (Hrsg.)
Endometriose – Rat und Hilfe für Betroffene und Angehörige
Kohlhammer, Stuttgart

mit Wischer, Heike
Die homöopathische APO-NEO Hausapotheke: Erkältungskrankheiten
verlagM, Ketzin

Bücher aus dem GRÄFE UND UNZER VERLAG

Heepen, Günther
Schüßler-Salze Hormone natürlich regulieren

Sommer, Sven
Homöopathie

Prof. Dr. med. Jörg Spitz
Superhormon Vitamin D
(auch als E-book

Weitere Publikationen

Hyatt, Miley
Ungestillte Sehnsucht: Wenn der Kinderwunsch uns umtreibt
Müller und Steinicke, München

Keck, Christoph / Krone, Wilhelm
Das Syndrom der polyzistischen Ovarien; Interdisziplinäre Konzepte zu Diagnostik und Therapie des PCOS
Thieme, Stuttgart

Leppert, Kerstin
Fruchtbarkeitsyoga: Natürlich schwanger werden
Nymphenburger, München

Lübcke, Susanna / Söller, Anna
EmotionalKörper-Therapie
verlagM, Ketzin

Dies.:
Reise zum Herzen (CD)
zu bestellen unter:
Anne.Soeller@emotionalkoerpertherapie.de

Moretti, Carla und Martin
Baby-Bingo: Die Achterbahnfahrt eines glücklichen Paares in der Kinderwunschzeit
Diana, München

Pröll, Gabriele
Die glückliche Gebärmutter. Innere Bilder – selbstheilende Kraft bei Unterbauchbeschwerden
Diametric, Würzburg

Schweizer-Aarau, Annemarie-Kerstin
Hoffnung bei unerfülltem Kinderwunsch: Die Fruchtbarkeit ganzheitlich fördern mit chinesischer Medizin
Stadelmann

Adressen, die weiterhelfen

www.die-fruchtbarkeitsmassage.de
Liste für zertifizierte von Birgit Zart ausgebildete Kinderwunsch-Therapeuten.

www.kinderwunschhilfe.de
Homepage von Birgit Zart.

www.frauenworte.de
Aktives Forum zum Thema Kinderwunsch. Hier steht Birgit Zart ihren Leserinnen Rede und Antwort.

Clemens-von-Boenninghausen-Akademie für Homöopathik e. V.
www.cvb-gesellschaft.de
Ausbildung von Therapeuten in Miasmatik. Liste der ausgebildeten Homöotherapeuten in Deutschland und der Schweiz.

Sunarom
www.sunarom.de
Ätherische Öle in Therapiequalität (Bäuchlein-Öl, Vetiver-Öl, Schneewittchen-Öl, Johanniskraut-Hydrolat, Korianderöl).

Cremekampagne
www.cremekampagne.de
Johanniskraut-Öl-Gel, individuelle Massageöle und Cremes

DHU – Deutsche homöopathische Union
Ottostr. 24
D-76202 Karlsruhe
Homöopathische Arzneien (Globuli etc.), zu bestellen über jede Apotheke.

ShopM
www.shopM.de
Maca Spirit (Ecoterra), Zechstein Magnesium-Öl und -Flakes, Ozonisiertes Olivenöl, Moxastäbe

Weleda AG
Möhlerstraße 3
D-73525 Schwäbisch Gmünd
www.weleda.de
Anthroposophische Heilmittel und Produkte zur Körperpflege (z. B. Bryophyllum).

Hans-Günter Berner GmbH
Hasenholz 10
D-24161 Altenholz
www.cellagon
Cellagon Aurum und andere Cellagon-Produkte

Cellagon-Expertin für Fragen in der Kinderwunschzeit:
Ilka Sterebogen, Limburg
info@naturheilpraxis-sterebogen.de

www.medivere.de
Vitamin D Blutttest

www.fermentierterlebertran.de
Blue Ice Fermentierter Lebertran Green Pasture

www.solgar.com
Solgar Megasorb B-Complex 50

www.rosenzaepfchen.de
Rosenzäpfchen, Omega-3-Fischölkapseln (Sanct Bernhard)

www.emotionalkoerpertherapie.de

www.familienplanung.de
Internetportal der BZgA

Sachregister

A

Aconitum 24, 75, 77, 101, 119, 120f.
Akne 67, 72
Alkohol 27, 35, 41
AMH-Wert 94, 113
Androloge 50, 52, 109, 112
Angst 15, 27, 119
Antibabypille (siehe Pille)
Antibiotika 51, 54
Antidepressiva 51
Arzneimittel 51
Asherman-Syndrom 67, 72

B

Bachblütentherapie 24
Bauch 59, 63, 64f., 66, 68f., 71f., 79, 84f., 95
– höhle 69, 98, 102
– schmerzen 80
– speicheldrüse 39
– spiegelung 111
Bäuchlein-Öl 85
Beifuss 83f.
Bewegung 65, 91
Blasenentzündung 66f., 90
B-Vitamine 41, 55, 57f., 96
Bitterstoffe 35ff.
Blue Ice Fermentierter Lebertran 45
Bryophyllum 117, 119
Buscopan 78

C

Cellagon Aurum 58
Cholesterin 42f., 113

Cranberries 90
Cuprum 57

D

Depressionen 41, 69, 70
Döderlein Vaginalzäpfchen 89
Durchblutungsstörungen 50

E

Eier 43, 45, 96
– stöcke (siehe Ovarien)
Eileiterstörungen 67, 72, 101ff., 114
Einreibungen 65, 66f., 68, 70, 85, 90, 95
Eisen 39, 57
– mangel 91ff.
– quellen 95
– tabletten 57
– wert 94
Eisprung 17, 21, 22, 27, 51, 76, 78, 94, 97, 107f., 110
Eizellreifung 17, 67, 110
Eizellreserve 41, 43, 113, 119
Ejakulat 22f., 38, 49, 52f.
Ejakulation 22, 51f.
Emotionalkörpertherapie 64
Emotionen 14, 64, 67, 71, 77, 79
Endokrines System 63, 65f.
Endokrinologe 94
Endometriose 67, 72, 98ff.
Entgiften 37, 54, 71, 75
Entzündung (siehe Infektionen)
Entspannung 27, 65, 72, 91, 120
Erinnerungskistchen 12, 14

Ernährung 27, 29, 31, 34, 38ff., 40, 55, 92

F

Fehlgeburt 67, 121
Fisch 32, 34f., 43ff.
Folsäure 40f.
Fortpflanzungsrhythmus 20
Fruchtbarkeitsmassage 63, 64, 70f., 72, 90, 95, 100, 102, 118, 122

G

Geduld 9, 11, 14, 24f., 112
Gefühlsanker 13
Gelassenheit 9, 34, 47, 65, 61, 111
Gelbkörperschwäche 97
Gynäkologe 9, 74, 93, 100, 106ff., 110ff., 112

H

Harnwegsinfekte 54, 67, 90
Hashimoto-Thyreoiditis 96
Heiße 7 82
Hoden 50f., 53, 63
Homöopathie 38, 57, 73f., 76, 82, 96, 100
Honeymoon-Zystitis 67, 90
Hormongaben 69, 88, 119
Hormonstörungen 72
Hypnose 13, 64, 100
Hypophyse 63, 95

I

Ibuprofen 78
Ignatia 121
Infektionen 50, 54, 75, 88, 90, 112

Ingwer-Kur 54
inneres Kind 32
Insemination 114
Instinkthaftigkeit 19, 20, 31 f., 28 f., 34, 40, 47, 68
Insulinresistenz 96
Intrazytoplasmatische Spermieninjektion (ICSI) 72, 115
In-Vitro-Fertilisation (IVF) 72, 114 f.

J

Jod 39, 41
Johanniskraut 18, 26, 96
Johanniskraut-Hydrolat 18, 26, 69, 85, 96
Johanniskraut-Spezialölgel 18

K

Kalendersex 18 f., 20, 23
Kalium Carbonicum 67
Karenz (siehe Sexpause)
Kinderwunsch-Burnout 30, 67, 72
Kinderwunschtagebuch 12, 21, 121
Kinderwunschklinik 8, 17, 105, 107 f., 110
Kinderwunschtherapeut 114
Kupfer 56

L

Leber 36, 39, 41, 43, 45 f., 72
Leberschwäche 42
Leberwickel 37
Ledum 119
Liebe 12, 14, 21, 22 f., 28 f., 34 f., 51, 53, 120

Lust 22 f., 29, 31, 47, 53, 86, 88, 103
– losigkeit 86 f.

M

Maca 59, 63, 87
– Kur 59
Magnesium 39, 81, 82, 94
– Bad 81
– mangel 111
– Öl 81
– *Phosphoricum 82*
Männergesundheit 48 ff., 109, 112
Menstruation 14, 22, 26, 43, 79, 85, 93
Menstruationsbeschwerden 69, 72, 80
Menstruationskrämpfe 78
Menstruationsschmerzen 79, 85
Menstruationsunregelmäßigkeiten 65, 69, 72
Miasma 96, 100
Milchprodukte 34, 45
Mineralstoffe 32, 28, 46, 82
Mineralstoffverlust 46 f.
Möhrensaft 37
Mönchspfeffer 57
Monats-Blues 14 f., 24 f., 70
Motha, Gowri 70
Moxa-Behandlung 83 ff.

N

Natrium chloratum 38, 121
Natur 30, 93, 111
Naturheilkunde 59, 61 ff., 79, 96, 101, 111, 116
Naturzyklus 115 f.

Naxopren 78
Nelkenöl 67
Neukönigsförder Mineraltabletten 57
Nikotinpflaster 27
Nikotinstopp 26
Nux vomica 75, 77

O

Östrogen 41, 50, 57, 97 f.
Omega-3-Fettsäuren 36, 117, 119
Opium 25
Orgasmus 23, 52, 59
Orthomol 55
Ovarialzysten 67
Ovarien 56, 68, 71, 95, 115
Oxalsäure 57
Ozonöl 80 f.

P

Paartherapie 87
Paracetamol 98
Phytinsäuren 56
Phytohormone 34
Phyto-C 95
Phyto-L 57, 63, 95, 97
Phytoöstrogene 88
Pfeffer 39
Pille 17 f., 26, 40, 97
PCO-Syndrom 67, 72, 94 ff.
Prämenstruelles Syndrom 67, 98
Profertil 55
Progesteron 27, 41, 97 f.
– naturidentisches (Rezept) 97
Progesteronproduktion 57
Prostata 53 ff.
– massage 53

125

Psora 100
Pulsatilla 69

R

Regel (siehe Menstruation)
Regelblutung 22, 24, 25, 85, 94
Regel, unterdrückte 69
Rescue Remedy 24, 101, 119
Respekt 9, 11, 16 f., 27, 65
Rosenzäpfchen 88
Ruta graveolens 119

S

Salz 32, 38 f., 44, 46
Sauerstoff 80, 91, 93
Scheidenpilz 67, 88
Scheidentrockenheit 88
Schichtarbeit 50
Schilddrüse 96
Schlaf 59, 75, 77, 91, 103, 119
– probleme 35, 41
Schneewittchen-Öl 66 f., 68, 81, 95, 103
Schmerzmittel 78 f., 98
Schock verarbeiten 24, 67, 69, 75, 77, 101
Schüssler-Salze 38, 82 f., 67
Seelenstreichler 16, 27
Selbstvertrauen 16
Sepia 73 ff.
Serotonin 31
Sexualhormone 27, 50, 116
Sexpause 22, 51, 87
Sexualität 10, 17, 19, 21, 23, 53, 68 f., 86 f., 88, 90, 103, 111, 120

Sexualtherapie 87
Sitzbad 91
Solgar Megasorb B-Complex 50 41
Sonne 29, 30, 42, 45, 93, 96
Sonnenvitamin
 (siehe Vitamin D)
Speiseplan 32 f.
Spermien 10, 20 f., 23, 48 f., 50 ff., 55 f., 114
– aktivität 42
– gesundheit 52
– produktion 49, 53, 58
– reife 57
– qualität 19 f., 22, 51, 54 f., 59, 109, 118
Spermiogramm 50, 52, 109, 112
Strahlung, elektromagnetische 50
Stress 24, 26, 30, 35, 48 f., 51, 59, 91, 99
– abbau 27
– hormone 27

T

Tagebuch 12
Testosteron 20 f., 41 f., 51, 53, 56, 59
Torschlusspanik 27, 118
Trauma 25, 75, 77, 110, 120
Trinken 46 f.
Trost 14 f.

V

Verlust 67, 121
Vertrauen 14, 16, 27, 108, 110

Vetiver-Öl 69 f.
Vitamin B 11 (siehe Folsäure)
Vitamin C 90, 93
Vitamin D 41 ff., 42 f., 44 ff., 58, 96, 113, 117
Vitamin D-Bluttest 42

W

Wärmflasche 37, 68, 80, 85, 111
Warten 17, 106, 116, 120
Weichmacher 50
Wischer, Heike 66
Wochenendehe 50
Wunscheltern 29, 48, 105, 106

Y

Yoga 65 f.

Z

Zink 39, 55 ff.
Zweifel 14 f., 23 f.
Zyklus 18, 26, 59, 63, 66 f., 69 f., 75 f., 79 f., 85, 94, 98, 106, 110 f.
– unregelmäßiger 72
– verkürzter 97
Zyklusbeschwerden 78, 110
Zyklushälfte,
 erste 22, 98
 zweite 27, 90
Zyklusmonitoring 107, 110

Impressum

© 2015 GRÄFE UND UNZER VERLAG GmbH, München
Alle Rechte vorbehalten. Nachdruck, auch auszugsweise, sowie Verbreitung durch Bild, Funk, Fernsehen und Internet, durch fotomechanische Wiedergabe, Tonträger und Datenverarbeitungssysteme jeder Art nur mit schriftlicher Genehmigung des Verlages.

Projektleitung: Birgit Reiter
Lektorat: Anna Cavelius
Bildredaktion: Nadia Gasmi
Umschlaggestaltung und -Layout: independent Medien-Design, Horst Moser, München
Herstellung: Martina Koralewska
Satz: Kösel Media GmbH, Krugzell
Reproduktion: Repro Ludwig, Zell am See
Druck und Bindung: Schreckhase, Spangenberg

ISBN 978-3-8338-4137-8

1. Auflage 2015
Die GU-Homepage finden Sie unter www.gu.de

Bildnachweis

A1 Your Photo Today: S. 28, 110; Annett Melzer: S.4; Bernhard Haselbeck: S. 102; Colourbox: S. 40; Corbis: S. 6; DDP: S. 46, 84; F1 Online: S. 68, 107; Fotolia: hintere Innenklappe, S. 54, 60; Getty Images: S. 3, 10, 22, 39, 59, 92, 104, 115; iStockphoto: U4, hintere Innenklappe, S. 5, 8, 26, 55, 71; Kramp & Gölling: U4, S. 82; Mauritius: S. 73, 78, 90, 95; Plainpicture: S. 30, 44, 48, 62, 64, 86, 118; Silke Deidl: S. 74; Shutterstock: vordere Außenklappe; Stocksy: vordere Innenklappe, S. 2, 12, 17, 25, 33, 34, 89, 99
Syndication: www.jalag-syndication.de

Umwelthinweis

Dieses Buch wurde auf PEFC-zertifiziertem Papier aus nachhaltiger Waldwirtschaft gedruckt.

Wichtiger Hinweis

Die Gedanken, Methoden und Anregungen in diesem Buch stellen die Meinung bzw. Erfahrung der Verfasserin dar. Sie wurden von der Autorin nach bestem Wissen erstellt und mit größtmöglicher Sorgfalt geprüft. Sie bieten jedoch keinen Ersatz für persönlichen kompetenten medizinischen Rat. Jede Leserin, jeder Leser ist für das eigene Tun und Lassen auch weiterhin selbst verantwortlich. Weder Autorin noch Verlag können für eventuelle Nachteile oder Schäden, die aus den im Buch gegebenen praktischen Hinweisen resultieren, eine Haftung übernehmen.

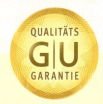

Liebe Leserin, lieber Leser,

haben wir Ihre Erwartungen erfüllt? Sind Sie mit diesem Buch zufrieden? Haben Sie weitere Fragen zu diesem Thema? Wir freuen uns auf Ihre Rückmeldung, auf Lob, Kritik und Anregungen, damit wir für Sie immer besser werden können.

GRÄFE UND UNZER Verlag
Leserservice
Postfach 86 03 13
81630 München
E-Mail:
leserservice@graefe-und-unzer.de

Telefon: 00800 / 72 37 33 33*
Telefax: 00800 / 50 12 05 44*
Mo–Do: 8.00–18.00 Uhr
Fr: 8.00–16.00 Uhr
(* gebührenfrei in D, A, CH)

Ihr GRÄFE UND UNZER Verlag
Der erste Ratgeberverlag – seit 1722.

www.facebook.com/gu.verlag

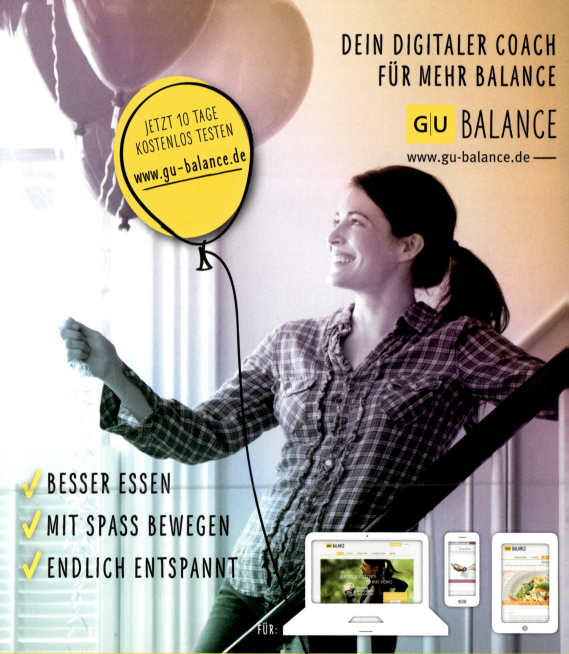